Upasana Panda
Gunjan Srivastava
Mirna Garhnayak

Complicações em Implantologia Oral

Upasana Panda
Gunjan Srivastava
Mirna Garhnayak

Complicações em Implantologia Oral

Um guia clínico para a gestão

ScienciaScripts

Imprint

Cover image: www.ingimage.com

This book is a translation from the original published under ISBN 978-620-2-06134-6.

Publisher:
Sciencia Scripts
is a trademark of
Dodo Books Indian Ocean Ltd. and OmniScriptum S.R.L publishing group

120 High Road, East Finchley, London, N2 9ED, United Kingdom
Str. Armeneasca 28/1, office 1, Chisinau MD-2012, Republic of Moldova, Europe
Managing Directors: Ieva Konstantinova, Victoria Ursu
info@omniscriptum.com

Printed at: see last page
ISBN: 978-620-3-25337-5

ÍNDICE DE CONTEÚDOS

1. INTRODUÇÃO

A medicina dentária sofreu muitas alterações durante o último quarto de século, no entanto, nenhuma alteração foi mais profunda do que a ocorrida no campo da implantologia dentária[1]. Como resultado da investigação contínua, das ferramentas de diagnóstico, do planeamento do tratamento, dos desenhos dos implantes, dos materiais e das técnicas, o sucesso previsível é agora uma realidade para a reabilitação de muitas situações clínicas complexas[2]. A evidência da eficácia da osseointegração tornou a implantologia uma opção de tratamento alternativa viável. Assim, proporciona resultados previsíveis, reprodutíveis e duradouros. Apesar do sucesso a longo prazo demonstrado por estudos multicêntricos longitudinais, o insucesso é inevitável, uma vez que o implante é um corpo estranho[3].

Num estudo clínico pormenorizado, Branemark relatou uma taxa de sucesso de 70% ou mais na maxila e de 75% ou mais na mandíbula· Atualmente, as taxas de sobrevivência dos implantes dentários em forma de raiz endóssea variam entre 85% para a prótese fixa e 95% ou mais para as próteses removíveis de implante único, pelo que Misch sugeriu recentemente a revisão do critério para a taxa de sucesso a 5 anos de 75% para 90%, com uma taxa de sucesso de 85% durante 10 a 4 anos[4].

Podem surgir dificuldades em qualquer área da função biológica; no entanto, a implantologia dentária tem estado repleta de compromissos e complicações, que são muito frustrantes tanto para os pacientes como para os dentistas. Evitar as condições que contribuem para maus resultados, escolher casos que ofereçam circunstâncias cirúrgicas e protéticas ideais e evitar escrupulosamente desafios clínicos complexos pode melhorar substancialmente o resultado favorável dos dados.

Antecipar e observar diligentemente o fracasso da fixação do implante e da restauração são os primeiros passos para gerir e interditar uma circunstância clínica em declínio. Por conseguinte, considera-se necessário um conhecimento aprofundado dos vários aspectos das falhas para dar um novo horizonte a este novo ramo da medicina dentária[1].

A literatura parece ser indecisa na especificação dos critérios de sucesso ou insucesso dos implantes. Alguns autores defendem que um implante bem sucedido é caracterizado principalmente pela ausência de dor, combinada com uma fixação rígida. Outros citam critérios mais específicos, como uma profundidade de sondagem inferior a 0,6 mm, perda óssea inferior a um terço da altura da crista, um índice de hemorragia mínimo, menos de duas semanas de peri-implantite e ausência de radiolucência do osso adjacente. Existem diferentes escolas de pensamento de vários autores para o sucesso dos implantes, que são discutidas[4]

Em 1978, o Instituto Nacional de Saúde recomendou os seguintes critérios para a remoção de um implante dentário[1]

- Dor crónica
- Movimento significativo
- Infeção
- Perda progressiva significativa de osso de suporte
- Disteseia intolerável (anestesia ou parestesia)
- Fístulas oro-antrais ou oronasais
- Fratura óssea
- Problemas psicológicos ou outros problemas médicos significativos
- Avaria de implante não corrigível
- Possível degradação irreversível do dente adjacente
- Problemas cosméticos

O foco da investigação sobre implantes está a mudar das descrições do sucesso clínico para a identificação dos factores associados aos insucessos (Esposito et al 1999). Alguns relacionaram os insucessos com razões biológicas ou microbiológicas e outros atribuíram os insucessos dos implantes dentários a factores biomecânicos ou biomateriais ou ao tratamento e caraterísticas da superfície do implante.

A seleção inadequada dos pacientes, a acumulação de placa bacteriana devido a uma higiene oral deficiente, a oclusão traumática, a retenção de detritos resultante de uma restauração protética inadequada e a preparação do osso sem a utilização de peças de mão intensamente arrefecidas, com binário elevado e velocidade lenta, têm sido os factores que contribuem para a rutura de implantes que, de outro modo, teriam sido bem sucedidos. Além disso, os investigadores discutiram e mostraram as diferentes razões para o fracasso dos implantes dentários, cada uma do seu ponto de vista individual e de acordo com observações clínicas. [5]

Este livro pretende compilar todas as observações baseadas em todos os autores e estudos baseados em evidências para aumentar a taxa de sucesso e a manutenção do implante no futuro.

2. PREVALÊNCIA DE FALHAS DE IMPLANTES

Arch/Prosthesis	No. of implant studied /lost	Mean incidence
Maxillary Overdenture	1103/206	19%
Maxillary fixed CD	4559/443	10%
Mandibular FPD	3297/213	6%
Mandibular FPD	2567/157	6%
Mandibular Overdentures	5683/242	4%
Mandibular Fixed CD	9991/255	3%
Mandibular & Maxillary single crown	1512/42	3%

Tabela 1: Incidência de implantes e próteses suportadas por implantes

Fonte-Da Costa GC, Aras M, Chitre V. Falhas em implantes dentários. J Adv Med Dent Scie 2014; 2(1):68-81

Prosthesis	No. of Imp	Before Prosthesis	After
Implant Fixed CD	248	135(54%)	113(46%)
Overdentures	293	176(60%)	117(40%)
FPD	170	104(61%)	66(39%)
Single Crown	15	7(47%)	8(53%)

Quadro 2: Calendário das perdas

Fonte -Da Costa GC, Aras M, Chitre V. Failures in Dental Implants (Falhas em Implantes Dentários). J Adv Med Dent Scie 2014; 2(1):68-81

Authors 5 years follow up	No. of Implant	No. of failure	Survival rate	No. of TISP	No. of failure	Survival rate	Implant type
Block et al	80	1	986	-	-	-	....
Mau et al	297	51	795	-	-	-	IMZ
Naert et al	339	19	954	-	-	-	Branamark
Bragger et al	19	1	94.8	18	1	94.5	ITI
Kindberl et al	115	9	90.1	41	3	92.8	Branamark
Hosny et al	31	1	97.5	18	0	100	Branamark
Olsson et al	23	2	90.5	23	2	90.5	Branamark
Koth et al	28	6	75.7	15	1	93.4	Branamark
10 years							
Bragger etal	22	5	77.7	22	7	70.2	ITI
Gunne et al	23	2	89.8	23	3	85.1	Branamark
Faitash et al	27	0	100	-	-	-	Branamark
Stefulx et al	28	9	64.7	15	3	79.8	Branamark
Jemt et al	43	8	n/a	12	1	n/a	Branamark

Quadro 3: Estudos sobre a TISP adoptados de Cong et al/Survival taxa de implantes e TISP

Fonte-Da Costa GC, Aras M, Chitre V. Falhas em implantes dentários. J Adv Med Dent Scie 2014;2(1):68-81

3. CRITÉRIOS DE SUCESSO PARA IMPLANTES DENTÁRIOS

Smith e Zarbhave analisaram os critérios de sucesso apresentados por diferentes autores. - Schnitman e Schulman[2] :

1. Mobilidade inferior a 1 mm em qualquer direção.

2. A radiolucência observada radiologicamente foi classificada, mas não foi definido um critério de sucesso.

3. Perda óssea não superior a um terço da altura vertical do osso.

4. Inflamação gengival passível de tratamento.

5. Serviço funcional durante 5 anos em 75% dos doentes.

B - Chainin, Silver Branch, Sher e Salter[2] :

1. Em vigor há 60 meses ou mais.

2. Ausência de evidência significativa de saucerização cervical nas radiografias.

3. Ausência de hemorragia de acordo com o índice de Muhelman.

4. Falta de mobilidade.

5. Ausência de dor e sensibilidade.

6. Sem granulomatose pericervical ou hiperplasia gengival

7. Não há evidência de alargamento do espaço peri-implantar na radiografia.

C - Mckinney, Koth e Steflik[2]: Critérios subjectivos -

i. Função adequada.

ii. Ausência de desconforto.

iii. O paciente acredita que a estética, a atitude emocional e psicológica são melhoradas.

Critérios objectivos[2] -

i. Bom equilíbrio oclusal e dimensão vertical.

ii. Perda óssea não superior a um terço da altura vertical do implante, ausência de sintomas e funcionalmente estável após 5 anos.

iii. Inflamação gengival vulnerável ao tratamento.

iv. Mobilidade inferior a 1 mm vestibularmente, mesiodistalmente e verticalmente.

v. Ausência de sintomas e de infeção associada ao implante dentário.

vi. Ausência de danos no dente ou dentes adjacentes e nas suas estruturas de suporte.

vii. Ausência de parestesia ou violação do canal mandibular, do seio maxilar ou do pavimento da passagem nasal.

viii. Tecido colagénio saudável sem infiltração de polimorfonucleares.

Critérios de sucesso Proporciona um serviço funcional durante 5 anos em 75% dos pacientes com implantes[2]

Critérios revistos para o sucesso dos implantes

Alberktson, Zarb, Washington e Erickson[2] -

i. Implante individual não fixado que é imóvel quando testado clinicamente.

ii. Radiografia que não demonstra evidência de radiolucência peri-implantar.

iii. Perda óssea inferior a 0,2 mm por ano após o primeiro ano de serviço do implante.

4. AUXILIARES DE DIAGNÓSTICO NA DETECÇÃO DE FALHAS DE IMPLANTES

Métodos de avaliação da estabilidade primária dos implantes dentários de carga imediata

A estabilização dos implantes de carga imediata no osso lamelar circundante foi padronizada utilizando uma variedade de técnicas, incluindo o perioteste, a análise da frequência de ressonância (RFA) e a análise da resistência ao binário de corte

Perioteste

O perioteste tem sido apoiado como um método fiável para avaliar a estabilidade primária. É composto por uma haste metálica de batimento numa peça de mão, que é acionada electromagneticamente e controlada eletronicamente. Os sinais produzidos pela batida são convertidos em valores únicos denominados "valores de perioteste". O perioteste demonstrou ser útil na determinação da estabilidade do implante, não só em implantes convencionais, mas também na carga imediata de implantes dentários. De acordo com Dilek et al. a IL só pode ocorrer se os seus valores de perioteste se situarem entre -8 e +9. Os resultados de Abboud et al. também referiram que valores de perioteste de "-4" são indicativos de um protocolo de carga imediata bem sucedido. No entanto, outros estudos deram um intervalo ainda mais estreito para os valores de perioteste, ou seja, -4 a -2 e -4 a +2.[6]

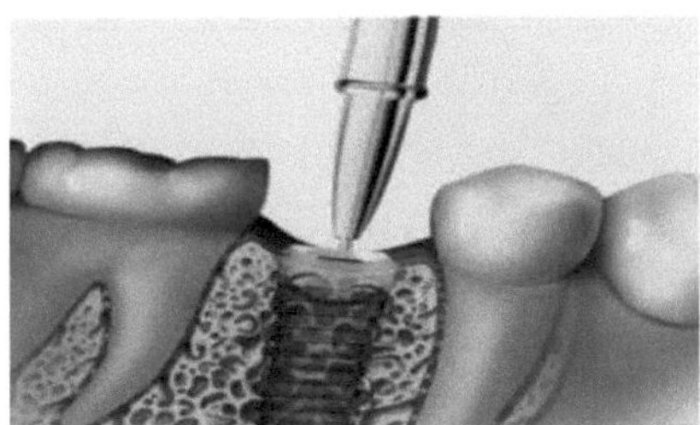

Fig.1 PERIOTEST

Fonte-www.contemporaryarts.com

Análise de frequência de ressonância (RFA)

A RFA pode ser utilizada para monitorizar as alterações na rigidez e estabilidade na interface implante-tecido e para discriminar entre implantes bem sucedidos e fracassos clínicos, tendo sido substituída pelo "quociente de estabilidade do implante (ISQ)" introduzido pela Ostell (Integration diagnostics). Num estudo recente, Zix et al. compararam dois métodos não invasivos utilizados para medir a estabilidade dos implantes dentários, como o Periotest e a RFA (Osstell). Os resultados mostraram que ambas as técnicas de medição tinham uma associação significativa com o diâmetro do implante; no entanto, a técnica RFA pareceu ser mais precisa em comparação com o periotest[6]

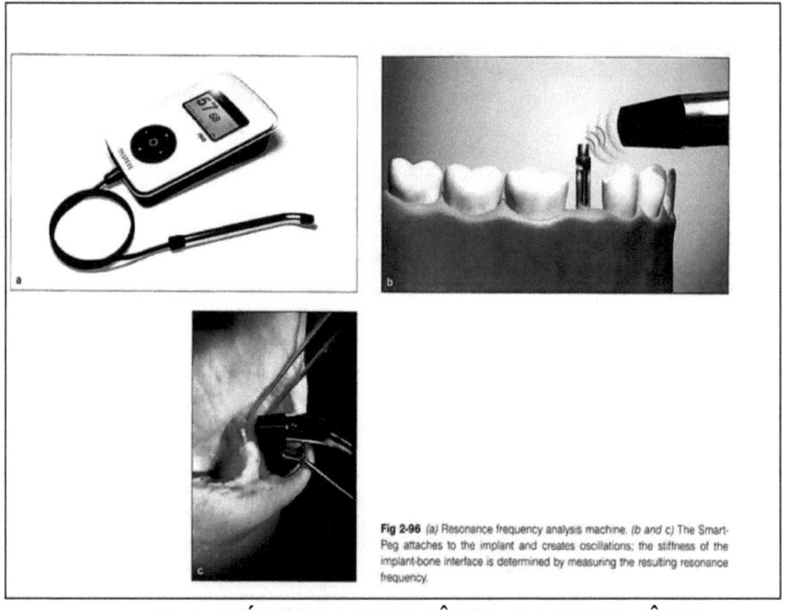

Fig 2-96 *(a)* Resonance frequency analysis machine. *(b and c)* The Smart-Peg attaches to the implant and creates oscillations; the stiffness of the implant-bone interface is determined by measuring the resulting resonance frequency.

Fig.2 ANÁLISE DA FREQUÊNCIA DE RESSONÂNCIA

Fonte -Louie Al Faraje Fig 2-96 pg 86

Análise da resistência ao binário de corte

Na análise da resistência ao binário de corte (CRA), é medida a energia necessária para que um motor elétrico corte o osso durante a cirurgia de implantes. Foi demonstrado que esta energia está significativamente associada à densidade óssea, que influencia a estabilidade primária. A CRA pode ser utilizada para determinar a dureza óssea e também para localizar áreas de baixa densidade óssea. Um medidor de binário incorporado na broca é utilizado para determinar o binário de inserção. De acordo com O'Sullivan et al., existe uma diferença significativa na ARC entre os tipos de osso tipo 1 e tipo 4. A principal limitação desta técnica é o facto de não fornecer qualquer informação sobre a qualidade do osso até ser efectuada uma osteotomia[6]

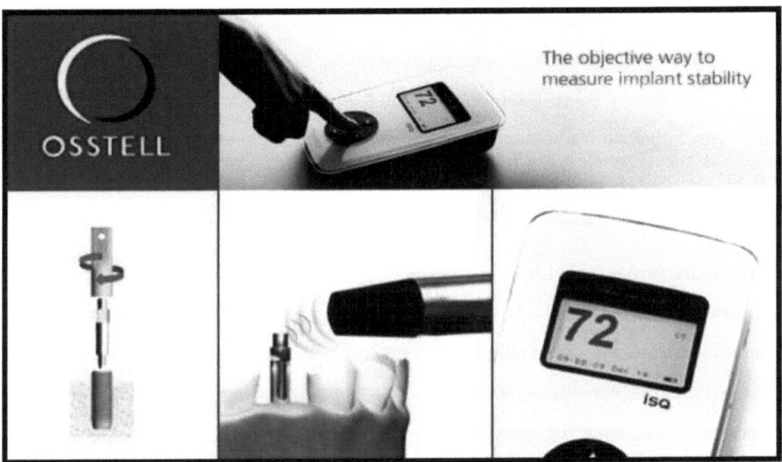

Fig 3 Análise da resistência do binário de corte

Fonte-www.contemporaryarts.com

5. IDENTIFICAR A CONDIÇÃO PRÉ-OPERATÓRIA SUSCEPTÍVEL DE PROVOCAR COMPLICAÇÕES NO DOENTE

FACTOR DO PACIENTE

I. EDUCAÇÃO INADEQUADA DOS DOENTES

Um dos principais obstáculos à adesão dos doentes é o desconhecimento de questões importantes, como a natureza da doença, a natureza dos tratamentos e a sua eficácia. A perspetiva do doente sobre a saúde e a doença só recentemente começou a ser tida em conta na investigação tradicional sobre a adesão. É importante saber qual o sentido que as pessoas dão aos conselhos que lhes são dados. Talvez cada vez mais doentes queiram tomar as suas próprias decisões como consumidores exigentes.[7]

As principais razões que levam à decisão de colocar implantes são a eliminação da necessidade de próteses parciais ou completas removíveis, a estética e o desejo de conservar a estrutura dentária numa boca sem cáries Os factores secundários (e por vezes primários) incluem considerações financeiras, especificamente se o doente pode pagar a cirurgia e a subsequente restauração dos implantes.[4]

O paciente também deve avaliar se é mais rentável extrair um dente endodonticamente afetado e substituí-lo por um implante do que realizar uma terapia endodôntica alternativa que envolva um possível alongamento da coroa e/ou o fabrico de pinos e núcleos, o que pode resultar num prognóstico mais reservado.[4]

Uma vez que os fracassos dos implantes após a osteointegração resultam principalmente de peri-implantite, o regime de higiene oral do doente deve ser apoiado por um protocolo de recolha estabelecido pelo médico. As consultas de revisão de três em três meses permitem ao médico monitorizar os implantes quanto a inflamação adjacente, acumulação de placa bacteriana e qualquer movimento observável que possa indicar perda de osseointegração. Em particular, as considerações clínicas, como a qualidade e quantidade óssea, a saúde oral e geral e os hábitos orais do paciente, são preeminentes no processo de decisão[4]

O dentista também deve considerar uma variedade de outros critérios dependentes do paciente quando decide efetuar a terapia com implantes. Em particular, as considerações clínicas, como a qualidade e a quantidade de osso, a saúde oral e geral e os hábitos orais do paciente, são preeminentes no processo de decisão[4]

II. ESTADO MÉDICO

a. INTEGRIDADE VASCULAR

De acordo com Pedro Diz et al, o impacto arterial produz-se quando se perfura a placa cortical lingual afectando as artérias linguais ou o canal alveolar inferior, afectando os vasos alveolares inferiores. Os implantes dentários colocados na posição de primeiro pré-molar mandibular são os que apresentam maior risco para esta complicação hemorrágica[8]

Em pacientes com distúrbios hemorrágicos, a hemorragia associada a cirurgias de implantes é mais comum e pode ser prolongada, particularmente com varfarina ou acenocumarol. Nestes doentes, a recomendação atual é realizar o procedimento cirúrgico de implante sem modificar a anticoagulação, desde que o INR seja inferior a 3 ou 3,5.

Há provas de que os doentes anticoagulados (INR 2-4) sem descontinuação da medicação anticoagulante não têm um risco significativamente mais elevado de hemorragia pós-operatória e que os agentes hemostáticos tópicos são eficazes na prevenção da hemorragia pós-operatória. A descontinuação do anticoagulante oral não é, portanto, recomendada para a cirurgia dentoalveolar, como a colocação de implantes, desde que não envolva enxertos ósseos autógenos, retalhos extensos ou preparações de osteotomia que se estendam para fora do envelope ósseo.[8]

O risco de hemorragia também é baixo nos doentes tratados com heparina. Em doentes sob terapêutica antiplaquetária simples ou dupla, a frequência de complicações hemorrágicas orais após procedimentos dentários invasivos é baixa a negligenciável e, por conseguinte, os riscos de alterar ou descontinuar a utilização dos medicamentos antiplaquetários, o aumento do risco de tromboembolismo, ultrapassam largamente o baixo risco de hemorragia.[8]

De acordo com Pedro Diz et al. não existe evidência de que quaisquer distúrbios hemorrágicos sejam uma contraindicação absoluta para a cirurgia de implantes dentários, embora estes pacientes possam estar em risco de hemorragia prolongada e perda de sangue, e o aconselhamento médico deve ser tomado em primeiro lugar, especialmente em distúrbios hemorrágicos congénitos.[8]

b. ALCOOLISMO

Pedro Diz et al não conseguiram identificar quaisquer provas fiáveis que indiquem que o alcoolismo possa ser uma contraindicação para o implante dentário. No entanto, foram demonstrados os efeitos negativos da ingestão de álcool na densidade óssea e na osteointegração em modelos animais. Nos seres humanos, existem provas de um aumento da perda óssea marginal peri-implantar e de insucessos de implantes dentários em pacientes com níveis elevados de consumo de álcool. Em termos gerais, no entanto, vale a pena considerar antes da colocação de implantes que o alcoolismo:

- Frequentemente associada ao consumo de tabaco,

- Pode provocar doenças do fígado e problemas hemorrágicos,

- Pode provocar osteoporose,

- Pode afetar a resposta imunitária,

- Pode afetar a nutrição, especialmente o folato e as vitaminas B.

Em resumo, embora não haja evidência de que o alcoolismo seja uma contraindicação para os implantes, estes doentes podem estar em risco acrescido de complicações.[8]

c. PREDISPOSIÇÃO PARA A INFECÇÃO

A presença de infeção pode ter um papel importante na falha do implante. Tipicamente, os insucessos de implantes foram observados quando a patologia se encontra no local do implante (ou na sua proximidade) (por exemplo, colocação num alvéolo dentário infetado), adjacente a um dente com envolvimento endodôntico não diagnosticado, adjacente a uma lesão existente (como um quisto) ou quando existe periodontite. A colocação imediata de implantes (ou seja, um implante colocado num alvéolo fresco após a remoção do dente) pode ter um mau prognóstico se a extração tiver sido necessária devido a infeção ou doença periodontal.[8]

Nessas situações, o resultado adverso pode ser o resultado da contaminação do implante por bactérias do local do implante ou de uma infeção crónica persistente após a colocação do implante.

A maioria dos autores concorda que a periodontite crónica predispõe o paciente para o insucesso do implante. Aparentemente, os dentes comprometidos endodonticamente têm uma taxa de sucesso mais elevada do que os dentes periodontalmente afectados, quando estes têm de ser substituídos. Normalmente, os pacientes com doença periodontal têm uma taxa de sobrevivência mais baixa para implantes dentários e uma maior incidência de complicações, em comparação com os pacientes que perdem os dentes devido a condições como o traumatismo e a cárie dentária, o procedimento alternativo sugerido anteriormente de terapia antibiótica pré-operatória, incluindo lavagem antibiótica do local, instrumentação manual do local do implante para remover o osso afetado e cobertura antibiótica pós-operatória, em combinação com a utilização diária de gel de clorexidina durante todo o período de cicatrização, pode melhorar o resultado clínico, desde que não haja supuração ativa no momento da colocação do implante.[2]

A sobrevivência dos implantes é altamente suscetível à infiltração bacteriana; as lesões endodônticas não resolvidas ou não diagnosticadas nas proximidades do local do implante representam uma ameaça durante a fase inicial crítica da osteointegração. Parece que as bactérias que migram das lesões endodônticas desafiam a resistência do hospedeiro e o frágil processo de integração óssea.[8]

d. IDADE

A idade tem um efeito menor e não contribui para o insucesso dos implantes dentários. Com o avançar da idade, ocorrem alterações na composição mineral do osso, colagénio e proteínas ósseas e as fracturas podem demorar mais tempo a cicatrizar em pacientes mais velhos. Consequentemente, os pacientes mais velhos podem necessitar de um período de cicatrização mais longo após a colocação do implante dentário e antes da carga Os autores discordam sobre o impacto e a tendência das mulheres pós-menopáusicas para desenvolverem alguma forma de osteoporose ou osteopenia. A ideia atual é que o estado estrogénico pós-menopausa é uma preocupação apenas na maxila[8]

e. OBESIDADE

Várias revisões indicam correlações positivas entre obesidade ou hiperlipidemia e periodontite, particularmente no que diz respeito à síndrome metabólica. Atualmente, existe uma falta de informação sobre como a hiperlipidemia pode afetar o risco de fracasso dos implantes ou inflamação peri-implantar.[8]

f. TERAPIA COM ESTERÓIDES

Os efeitos adversos dos corticosteróides incluem a redução da densidade óssea, o aumento da fragilidade epitelial e a imunossupressão. Em consequência, a utilização de glucocorticóides sistémicos pode comprometer a osteointegração dos implantes dentários e a cicatrização peri-implantar. Em modelos animais, a osteointegração de implantes em coelhos com osteoporose experimental induzida por glucocorticóides parece estar comprometida, o que pode afetar a estabilidade biomecânica dos implantes.e. fémur ou tíbia), e foi sugerido que a administração de esteróides poderia ter menos efeito na osseointegração de implantes de titânio na mandíbula do que no osso esquelético. Tanto quanto é do nosso conhecimento, não foram publicadas séries relevantes que demonstrem se a taxa de insucesso dos implantes dentários e/ou a morbilidade perioperatória podem aumentar em doentes sob corticosteróides sistémicos. [8]

Não existem provas de que a terapêutica com corticosteróides seja uma contraindicação para implantes, mas é importante considerar que os corticosteróides sistémicos podem causar a supressão do eixo hipotálamo-pituitária-adrenal e, por conseguinte, devem ser implementadas as recomendações padrão para qualquer cirurgia oral em doentes sob terapêutica com esteróides. A Agência de Controlo de Medicamentos continua a aconselhar que os doentes que tenham terminado um ciclo de corticosteróides sistémicos com uma duração inferior a 3 semanas e que possam estar sujeitos a situações de stress, como traumatismos, cirurgias ou infecções, e que estejam em risco de insuficiência suprarrenal, recebam uma cobertura de corticosteróides sistémicos durante estes períodos, não foram relatados eventos significativos após cirurgia oral sem cobertura de esteróides, embora não haja provas de que a terapia com corticosteróides seja uma contraindicação para implantes, deve ser obtido aconselhamento médico nestes doentes antes dos implantes e as considerações médico-legais e outras sugerem que deve ser fornecida cobertura de esteróides[8]

g. DIABETES

Vários destes estudos apoiaram uma relação bidirecional em que a melhoria do estado geral de uma doença pode melhorar o estado da outra. O estado hiperglicémico da diabetes, se não for controlado, resulta em alterações no eixo produto final da glicação avançada/recetor de AGE (AGE/RAGE) e no eixo ativador do recetor do ligando do fator nuclear-kB e da osteoprotegerina (RANKL/OPG) e pode levar a um desequilíbrio global do sistema imunitário e das citocinas, bem como ao stress celular. Este desequilíbrio pode contribuir para a patogénese periodontal ao aumentar a destruição dos tecidos e pode também resultar numa cicatrização deficiente. Parece existir uma relação dependente da dose entre a gravidade da periodontite e a diabetes, e as provas indicam que o controlo da periodontite pode melhorar o controlo da diabetes Não existem provas de que a diabetes seja uma contraindicação para a terapia com implantes dentários, mas como a HbA1C (hemoglobina glicosilada) pode representar um fator independente correlacionado com complicações pós-operatórias e devido aos efeitos conhecidos dos estados hiperglicémicos na cicatrização, recomenda-se o aconselhamento médico e um controlo glicémico rigoroso antes e depois da terapia com implantes dentários. Estes doentes devem também deixar de fumar, otimizar as medidas de higiene oral e utilizar colutórios anti-sépticos para evitar a ocorrência de infecções periodontais e peri-implantares. Uma vez que a cirurgia de implantes nunca é uma questão de urgência, foi sugerido que os doentes fossem selecionados e preparados em conjunto pelo dentista e pelo médico especialista em diabetes.[5]

h. OSTEOPOROSE

Existem poucos casos relatados na literatura sobre a colocação de implantes dentários e subsequente reabilitação de pacientes com estas doenças ósseas, como a osteogénese imperfeita, a poliartrite ou a espondilite anquilosante, e, tanto quanto sabemos, não foi publicada até à data nenhuma série de casos relevante. Pelo contrário, foram publicadas pelo menos duas séries retrospectivas sobre os resultados de implantes dentários, envolvendo 34 e 22 mulheres que sofrem de artrite reumatoide autoimune com ou sem doenças concomitantes do tecido conjuntivo, tendo os autores concluído que se pode esperar uma elevada taxa de sucesso protético e de implantes nos doentes com artrite reumatoide, mas que a reabsorção óssea marginal peri-implantar e a hemorragia são mais pronunciadas nos doentes com doenças concomitantes do tecido conjuntivo.A maioria das investigações publicadas está relacionada com a relação entre a densidade óssea e o sucesso do implante. A osteoporose é a doença relacionada com o osso mais estudada. É uma condição comum caracterizada por uma redução generalizada da massa óssea sem qualquer outra anomalia óssea.[8]

Ao avaliar se os implantes dentários em pacientes osteoporóticos têm um resultado diferente a longo prazo, apesar de as taxas de insucesso terem sido alegadamente mais elevadas em modelos animais e em pacientes, uma revisão sistemática não revelou qualquer associação entre o estado da densidade mineral óssea (DMO) sistémica, o estado da DMO mandibular, a qualidade óssea e a perda de implantes, concluindo que a utilização de implantes dentários em pacientes com osteoporose não está contra-indicada. Num estudo transversal, não foi encontrada qualquer relação entre a osteoporose e a peri-implantite e mesmo os pacientes com osteoporose grave têm sido reabilitados com sucesso com próteses suportadas por DI. Existem, no entanto, alguns estudos de caso-controlo que relatam uma fraca associação entre a osteoporose e o risco de fracasso do implante e alguns autores aludiram a uma correlação entre a DMO da mandíbula e as medições da DMO noutros locais do esqueleto. Recomenda-se, portanto, uma avaliação completa da qualidade do osso maxilar antes da colocação do implante, em vez de realizar ensaios sistémicos da DMO e do estado osteoporótico. Os dentistas devem efetuar uma análise precisa da qualidade do osso através de tomografia e modificar o planeamento do tratamento, se indicado (por exemplo, utilizando um diâmetro de implante maior e com tratamento de superfície).

Uma outra complicação potencial em doentes osteoporóticos é o possível efeito da medicação anti-reabsortiva sistémica sobre a renovação óssea na interface DI. Este risco em doentes que utilizam bisfosfonatos (BPs) é bem reconhecido, em termos de osteonecrose dos maxilares relacionada com os bisfosfonatos (BRONJ). A maior série de doentes que desenvolveram BRONJ após DI publicada até à data envolveu 27 doentes a tomar BPs, 11 por via oral e 16 por via intravenosa. A BRONJ desenvolveu-se após períodos médios de 68 meses, 16 meses e 50 meses em doentes a tomar alendronato, ácido zoledrónico e pamidronato, respetivamente. Houve uma duração média de 16 meses desde a colocação dos implantes até ao aparecimento de BRONJ. Recentemente, numa série de BRONJ após DI envolvendo 14 doentes a tomar BPs, 5 por via oral e 9 por via intravenosa, foi sugerido que os implantes colocados posteriormente parecem apresentar um risco mais elevado de desenvolvimento de BRONJ.

Em resumo, existe um consenso sobre a contraindicação de implantes em doentes com cancro tratados com BPs intravenosos. Em doentes com osteoporose tratados com BPs, estes devem ser informados do risco de possível perda do implante, do risco de sofrerem necrose óssea e de um mau resultado das elevações de seio, e deve ser obtido um consentimento informado adequado antes da cirurgia de implante dentário.[5]

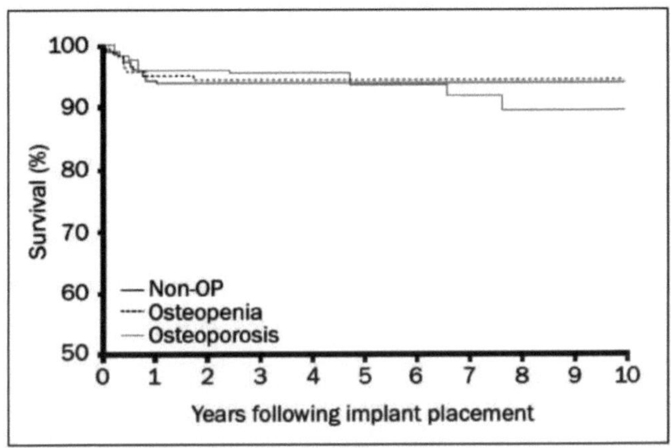

TABELA 4 Efeito do estado osteoporótico na sobrevivência do implante.

Fonte- Efeito do estado osteoporótico na sobrevivência de implantes dentários de titânio

Christopher M. HolahanINT J ORAL MAXILLOFAC IMPLANTS 2008;23:905-910 fig 2

i. DOENÇA CARDIOVASCULAR

Tem sido sugerido que alguns eventos cardiovasculares, tais como enfarte do miocárdio recente, acidente vascular cerebral e cirurgia cardiovascular, podem representar uma contraindicação absoluta à terapia com implantes. Numa análise retrospetiva de 246 pacientes com implantes dentários tratados consecutivamente, incluindo pacientes com doenças cardiovasculares, pacientes com história de outras doenças sistémicas e controlos saudáveis, não se verificaram diferenças significativas nas taxas de insucesso dos implantes entre os grupos.[8]

Num estudo de caso-controlo recente, foi sugerido que a sedação intravenosa com midazolam e protocolo durante a cirurgia de implantes dentários evitava aumentos excessivos da pressão arterial e estabilizava a hemodinâmica, o que poderia ser útil em doentes com doenças cardiovasculares. No entanto, o midazolam intravenoso não previne as arritmias miocárdicas que podem surgir durante a colocação de implantes dentários. Não encontrámos provas de que os distúrbios cardíacos constituam uma contraindicação para a colocação de implantes dentários, mas é importante considerar outras questões, como a ocorrência de hemorragia ou isquémia cardíaca durante a colocação de implantes dentários nestes doentes, pelo que se deve obter aconselhamento médico antes da cirurgia de colocação de implantes dentários.[8]

i. DOENTES IMUNOCOMPROMETIDOS

Seria razoável supor que os implantes dentários poderiam ser contra-indicados em doentes imunocomprometidos. De facto, em modelos animais, foi demonstrado que a ciclosporina prejudica a cicatrização óssea peri-implantar e a osteointegração dos implantes. No entanto, muitos pacientes que receberam transplantes de órgãos (principalmente fígado e rim) com terapia de ciclosporina a longo prazo, tiveram uma terapia de implantes dentários bem sucedida, não tendo sido relatados problemas significativos após a cirurgia dento-alveolar em pacientes seropositivos. Numa série de 20 indivíduos seropositivos com uma contagem média de CD4 de 467 células/mm3 (intervalo: 132-948), foram colocados dois implantes dentários na mandíbula anterior para suportar uma sobredentadura, e a taxa de sucesso a curto prazo (6 meses) foi de 100%. Numa série de casos-controlo recentemente publicada de pacientes seropositivos a receber diferentes regimes de terapia antirretroviral altamente ativa, após avaliação da saúde peri-implantar aos 6 e 12 meses, os autores concluíram que os implantes dentários podem representar uma opção de tratamento razoável em pacientes seropositivos, independentemente da contagem de células CD4, dos níveis de carga viral e do tipo de terapia antirretroviral. Parece que os implantes dentários são bem tolerados e têm resultados previsíveis a curto prazo em indivíduos infectados pelo VIH, mas as provas publicadas são escassas e a previsibilidade do sucesso a longo prazo permanece desconhecida. Parece prudente efetuar implantes dentários quando as taxas de CD4 são elevadas e o doente está a fazer terapia antirretroviral.[8]

A doença de Crohn também tem sido sugerida como uma contraindicação relativa para implantes dentários. A doença de Crohn está associada a defeitos nutricionais e imunitários, pelo que pode prejudicar o sucesso dos implantes dentários. No entanto, num estudo retrospetivo, os implantes dentários colocados em doentes com doença de Crohn integraram-se com sucesso. A periodontite grave é frequente em pacientes com deficiências congénitas de neutrófilos, pelo que se deve esperar uma elevada ocorrência de infeção peri-implantar quando os implantes são colocados nestes pacientes. Existem, no entanto, alguns relatos de casos de colocação de implantes com sucesso em pacientes com síndrome de Papillon-Lefevre e síndrome de Von Gierke. Em resumo, não há provas de que a imunocompetência seja uma contraindicação para a terapia com implantes dentários, mas deve ser obtido aconselhamento médico antes de considerar a terapia com implantes dentários e devem ser aplicadas medidas anti-infecciosas rigorosas no tratamento destes pacientes.[8]

j. RADIOTERAPIA

A ressecção cirúrgica do cancro da cabeça e do pescoço pode ser gravemente mutilante. Os implantes dentários em doentes com cancro oral são utilizados com êxito para a reabilitação dentária após a reconstrução óssea dos maxilares e para a retenção de um dispositivo protético (por exemplo, obturador palatino), utilizado como principal meio de reconstrução maxilar. As combinações de técnicas cirúrgicas microvasculares e a utilização de implantes dentários podem melhorar consideravelmente a reabilitação de pessoas com defeitos graves da cabeça e do pescoço, mas pode haver um risco acrescido de fracasso dos implantes em osso de retalho livre irradiado. Foi sugerido que alguns doentes podem beneficiar da colocação de implantes dentários durante a cirurgia ablativa de tumores.

A radioterapia pode afetar significativamente os resultados dos implantes dentários, principalmente durante o período de cicatrização. A radioterapia pode induzir endarterite obliterante e, por conseguinte, pode predispor à osteorradionecrose da mandíbula. Doze estudos que envolveram 643 implantes dentários colocados em pacientes adultos que receberam radioterapia, relataram taxas de sucesso mais baixas, variando entre 40 e 100%. Existem, no entanto, vários estudos clínicos que demonstram que os implantes dentários podem osseointegrar e permanecer funcionalmente estáveis em pacientes que receberam radioterapia.[8]

Para aumentar o sucesso do implante em doentes irradiados com cancro da cabeça e pescoço, devem ser consideradas as seguintes precauções[8]: -

- A cirurgia de implante é melhor efectuada >21 dias antes da radioterapia

- A dose total de radiação deve ser <66 Gy se os riscos de ORN forem minimizados ou <50 Gy para reduzir a falha de osseointegração: evitar locais/portais de implantes

- Deve ser administrado oxigénio hiperbárico se forem utilizadas radiações >50 Gy

- Não deve ser efectuada qualquer cirurgia de implante durante a radioterapia

- Não deve ser efectuada nenhuma cirurgia de implante durante a mucosite

- Adiar a colocação de implantes durante 9 meses após a radioterapia

- Utilizar próteses implanto-suportadas sem qualquer contacto com a mucosa Evitar a carga imediata.

k. HIPERSENSIBILIDADE AOS COMPONENTES DO IMPLANTE

Os produtos de degradação dos biomateriais metálicos podem resultar em reacções de hipersensibilidade ao metal. Recentemente, foi sugerido que o titânio, anteriormente considerado um material inerte , pode induzir toxicidade ou reacções alérgicas do tipo I ou IV em doentes susceptíveis e pode desempenhar um papel fundamental no insucesso dos implantes. Numa revisão sistemática que incluiu 7 estudos, foi demonstrado que a alergia ao titânio se desenvolve em doentes de todas as idades, sendo as manifestações clínicas mais comuns as condições inflamatórias dérmicas e a hiperplasia gengival. A prevalência da alergia ao titânio permanece desconhecida, mas foi estimada em 0,6% entre os pacientes com implantes dentários. Foi encontrado um risco significativamente mais elevado de reacções alérgicas positivas em doentes que apresentavam sintomas alérgicos após a colocação do implante ou falhas inexplicáveis do implante. O risco de alergia ao titânio é maior em pacientes alérgicos a outros metais. Nestes doentes, recomenda-se uma avaliação da alergia, de modo a excluir qualquer problema com dispositivos médicos de titânio, e recomenda-se um acompanhamento clínico e radiográfico a longo prazo. Mesmo em doentes confirmadamente alérgicos ao titânio, pode ser possível, através da utilização de materiais alternativos (por exemplo, implantes dentários de óxido de zircónio), obter uma reabilitação DI.[8]

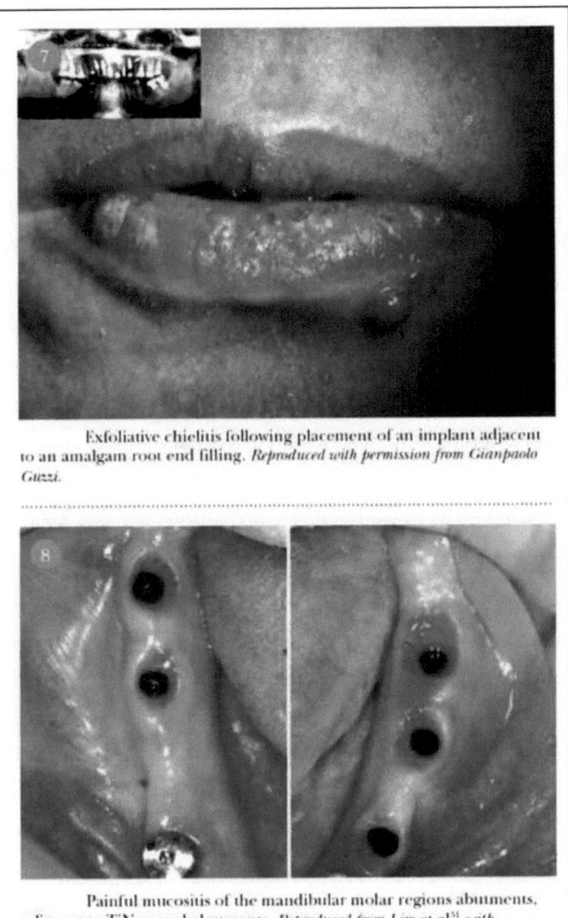

Exfoliative chielitis following placement of an implant adjacent to an amalgam root end filling. *Reproduced with permission from Gianpaolo Guzzi.*

Painful mucositis of the mandibular molar regions abutments, adjacent to TiN-coated abutments. *Reproduced from Lim* et al[51] *with permission from Elsevier Publishing.*

Fig-4

Fonte-Alergia ao titânio: facto ou ficção por Stuart Campbell, St John Crean e Waqar Ahmed fig 7,8FACULTY DENTAL JOURNAL janeiro de 2014 - Volume 5 - Edição 1

III. HÁBITOS

A. FUMAR

As falhas dos implantes têm sido associadas a factores como a má qualidade do osso, o volume insuficiente do maxilar, a instabilidade inicial do implante e a sobrecarga. Outro tipo de fator de risco envolve o consumo de álcool ou tabaco, bem como o abuso de substâncias. Existe um número limitado de relatórios que se centram nos insucessos precoces dos implantes. Os efeitos deletérios do tabaco nos implantes dentários estão bem demonstrados na literatura. Uma proporção significativa de doenças cardiovasculares, várias neoplasias orais e pulmonares, doenças respiratórias não malignas e perturbações vasculares periféricas são atribuídas ao consumo de cigarros. A literatura dentária refere que o tabagismo comprometeu a cicatrização após cirurgias mucogengivais. O aumento de falhas de implantes em fumadores não resulta de uma má cicatrização ou osteointegração, mas sim da exposição do tecido peri-implantar ao fumo do tabaco. Bain e Moy avaliaram o risco de fracasso dos implantes em pacientes fumadores. A meta-análise examinou os resultados de estudos clínicos que monitorizaram o desempenho das superfícies maquinadas e das superfícies Osseotite (3i Implant Innovations, Palm Beach Gardens, FL). Todas as cirurgias de colocação de implantes seguiram uma abordagem cirúrgica de 2 fases com um período de cicatrização sem carga de 4 a 6 meses. Não foram observadas diferenças entre os grupos de fumadores e não fumadores O uso do tabaco, por si só, não pode ser considerado como um fator de risco para falhas precoces dos implantes; no entanto, alguns estudos demonstraram que o tempo e a frequência do seu uso são factores significativos. Em conclusão, pensamos que, de acordo com estes resultados, o tabaco, por si só, não pode ser considerado como um fator de risco relacionado com falhas precoces dos implantes. São necessários estudos prospectivos para avaliar o risco de insucesso precoce dos implantes em conjunto com o tabagismo.[9]

B. BRUXISMO

De acordo com a literatura, os hábitos mais comuns dos doentes que afectam negativamente os implantes dentários são o bruxismo e o tabagismo, embora as actividades parafuncionais (como mastigar gelo e mordiscar objectos duros) possam causar o fracasso prematuro dos implantes. É compreensível que o bruxismo habitual aumente a tensão horizontal sobre os implantes; mesmo o impulso agressivo da língua pode causar problemas nos implantes anteriores. Nos dentes naturais, a carga óptima ocorre ao longo do eixo do dente; as forças horizontais ou de cisalhamento são as mais destrutivas. O bruxismo não é uma força positiva, mesmo para os dentes naturais, porque o implante dentário está osseointegrado (ou seja, ancorado na mandíbula ou maxila pelo próprio osso). Como resultado, o implante não tem os ligamentos que ancoram os dentes naturais nas suas cavidades. As cargas transmitidas pelo implante ao osso circundante sob carga assimétrica podem induzir a osteoclasia, sem a correspondente atividade osteoblástica resultante das fibras periodontais (por exemplo, quando o osso remodela durante a terapia ortodôntica). Como resultado, as forças horizontais/rasgadas sobre os implantes podem ser tão destrutivas (e possivelmente ainda mais) como as forças de colocação[4]

IV. ESTADO ORAL

A doença dentária não tratada favorece a proliferação de bactérias orais; juntamente com cuidados dentários e higiene oral inadequados, promove o risco de contaminação bacteriana do local do implante. Uma má higiene oral induz a formação de placa bacteriana e, em casos graves, o estabelecimento de cálculos e depósitos de cálculos sub e supragengivais. A orientação das fibras do tecido conjuntivo supra-ósseo em torno dos implantes dentários torna-os particularmente susceptíveis à acumulação de placa bacteriana e ao ataque bacteriano. Se os processos de doença e as suas causas não forem eliminados, o início de processos inflamatórios devido à entrada de bactérias, à acumulação de placa bacteriana e/ou à formação de cálculos conduz, em última análise, ao fracasso do implante.[4]

Embora nunca seja demais sublinhar a importância da manutenção dos implantes, o dentista deve também realçar a importância de um regime de recoleção preciso, juntamente com uma higiene oral meticulosa. Tal como os dentes naturais, os implantes estão sujeitos a ataques bacterianos e à possível formação de bolsas periodontais. Os objectivos da colocação de implantes são a osseointegração e a formação de um selamento da mucosa que actue como barreira à invasão bacteriana e química. Foi demonstrado que os implantes que falham albergam níveis elevados de espiroquetas subgengivais e inflamação gengival. Sabe-se que existe uma grande variedade de microrganismos no sulco de implantes com falhas e que as espécies detectadas são significativamente diferentes das encontradas em dentes periodontalmente doentes. Os implantes bem conservados raramente apresentam espiroquetas subgengivais, um possível agente causador de danos nos tecidos moles e de impedimento da cicatrização. A população microbiana que rodeia os implantes deve ser minimizada ou eliminada e a placa bacteriana deve ser removida para garantir o sucesso a longo prazo. Um estudo recente referiu que a administração local de antibióticos como a tetraciclina tem um efeito marcadamente benéfico na peri-implantite e um efeito potencialmente positivo nos parâmetros clínicos e microbiológicos [4]

A higiene oral do doente pode incluir enxaguamentos bucais antimicrobianos e a utilização de escovas interdentárias manuais ou mecânicas para remover a placa bacteriana entre os implantes, especialmente nas áreas posteriores. A escovagem com enxaguamentos antimicrobianos permite que a solução antimicrobiana penetre em áreas que podem não ser acessíveis apenas com o enxaguamento[4]

b. FACTORES QUE AFECTAM A SELECÇÃO DO IMPLANTE DENTÁRIO (FACTORES PRÉ-OPERATÓRIOS)

a. QUALIDADE E QUANTIDADE DE OSSOS

A estabilização precoce do implante é um dos pré-requisitos para obter uma osseointegração bem sucedida. Foi demonstrado que a qualidade e a quantidade de osso disponível no local do implante são factores locais muito importantes para o paciente na determinação do sucesso dos implantes dentários (Drage et al., 2007; Lindh et al., 2004). A qualidade do osso engloba outros factores para além da densidade óssea, tais como o tamanho do esqueleto, a arquitetura e a orientação tridimensional das trabéculas e as propriedades da matriz. A qualidade do osso não é apenas uma questão de conteúdo mineral, mas também de estrutura. Por conseguinte, é importante conhecer a quantidade e a qualidade do osso dos maxilares ao planear o tratamento com implantes.

A quantidade óssea dos maxilares está dividida em cinco grupos (de mínima a grave, A-E), com base na forma residual dos maxilares e nas diferentes taxas de reabsorção óssea após a extração dentária (Ribeiro-Rotta et al., 2010). A densidade e o volume ósseos suficientes são, portanto, factores cruciais para garantir o sucesso do implante (Lekholm & Zarb, 1985). A qualidade óssea é dividida em quatro grupos de acordo com a proporção e a estrutura do tecido ósseo compacto e trabecular (Ribeiro-Rotta et al., 2010). A qualidade óssea é categorizada em quatro grupos: grupos 1-4 ou tipo I a IV (Índice de Qualidade Óssea - BQI) [10]

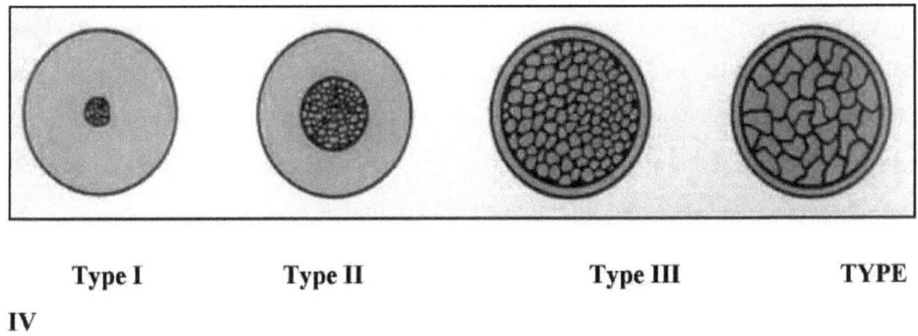

Type I Type II Type III TYPE IV

Fig 5 Densidade óssea de vários tipos

Fonte - Fig. 3. Índice de qualidade ósseaAvaliação da qualidade óssea para implantes dentários Ayse Gulsahi www.intechopen.com

Mish (2008) definiu quatro grupos de densidade óssea (D1 a D4) em todas as regiões dos maxilares que variam nos tipos de osso macroscópico cortical e trabecular.[10]

O osso dos implantes dentários é mais frequentemente encontrado em mandíbulas anteriores com reabsorção moderada a grave. Esta densidade óssea apresenta maior resistência do que qualquer outro tipo. O osso de implante dentário tem menos vasos sanguíneos do que os outros três tipos, pelo que está mais dependente do periósteo para a sua nutrição. Esta densidade óssea é quase toda cortical e a capacidade de regeneração é prejudicada devido à fraca circulação sanguínea. Para além disso, é frequentemente gerado um maior calor na porção apical do osso do implante dentário.[10]

O implante dentário D2 é uma combinação de osso cortical denso a poroso na crista e osso trabecular grosseiro no interior. As trabéculas ósseas D2 são 40% a 60% mais fortes do que as tarbéculas D3. Este tipo de osso ocorre mais frequentemente na mandíbula anterior, seguido da mandíbula posterior.

Ocasionalmente, é observado na maxila anterior, especialmente para um único dente em falta. O osso D2 proporciona uma excelente cicatrização da interface do implante e a osteointegração é muito previsível. O fornecimento de sangue intraósseo permite a hemorragia durante a osteotomia, o que ajuda a controlar o sobreaquecimento durante a preparação e é muito benéfico para a cicatrização da interface osso-implante[10].

O D3 é composto por osso cortical poroso mais fino na crista e por osso trabecular fino no interior da crista. As trabéculas são cerca de 50% mais fracas do que as do osso D2. O osso D3 é encontrado mais frequentemente no maxilar anterior e nas regiões posteriores da boca em qualquer uma das arcadas. A maxila anterior D3 é geralmente de menor largura do que a sua contraparte mandibular D3. O osso D3 não é apenas 50% mais fraco que o osso D2, o contacto osso-implante é também menos favorável no osso D3.[10]

O osso D4 tem muito pouca densidade e pouco ou nenhum osso cortical crestal. É o espetro oposto do D1 (osso cortical denso). As localizações mais comuns para este tipo de osso são a região posterior da maxila. Raramente é observado na mandíbula. As trabéculas ósseas podem ser até 10 vezes mais fracas do que o osso cortical de D1. O contacto osso-implante após a carga inicial é frequentemente inferior a 25%.[10]

Uma estimativa grosseira da qualidade do osso pode ser obtida a partir de radiografias; no entanto, é certamente determinada apenas durante o procedimento cirúrgico.[10]

b. ESPAÇO VERTICAL DE RESTAURAÇÃO INADEQUADO OU EXCESSIVO

As considerações de espaço relacionadas com a arcada oposta são importantes para garantir um resultado protético bem sucedido e devem ser analisadas através da inspeção visual do molde de estudo antes da cirurgia. Antes da colocação do implante, é necessário calcular o espaço necessário para acomodar os componentes do implante e a restauração final. No momento da cirurgia, devem ser efectuadas medições que tenham em conta a espessura gengival e o nível da crista óssea [11].

A escolha da prótese, do material de restauração e da técnica cirúrgica depende da quantidade de espaço de restauração ou de altura da coroa disponível[11]

ESPAÇO VERTICAL NECESSÁRIO PARA RESTAURAÇÃO FIXA

Restauração fixa unitária

Se uma restauração fixa unitária tiver de substituir um dente posterior, o espaço vertical mínimo necessário para uma coroa cimentada é de 9 mm desde a crista óssea até ao plano oclusal da dentição oposta ou 6 mm desde o tecido mole até ao plano oclusal[12]

Os componentes do espaço necessário são 3 mm de cimento, subestrutura de cerâmica/metal e porcelana oclusal + 5 mm de altura do pilar - 1 mm de altura do pilar normalmente abaixo deste nível de tecido mole + 2 mm de tecido mole peri-implantar = 9 mm. Este espaço é reduzido para 8 mm no caso de próteses cimentadas com uma superfície oclusal metálica e para 5 a 6 mm no caso de próteses aparafusadas. Para uma coroa anterior, o espaço necessário é 1 a 2 mm maior para acomodar o pilar mais longo necessário para uma retenção adequada. Idealmente, o implante deve ser posicionado 3 mm abaixo do ponto mais apical da margem gengival livre. A colocação da interface do pilar da coroa 1 mm abaixo da porção mais apical da margem gengival livre manterá a largura biológica peri-implantar.[12]

Prótese fixa multiunidades

Se a altura da coroa for inferior a 15 mm, no caso de próteses fixas multiunidades, a porcelana é o material de eleição, em vez da resina acrílica, que requer um grande volume para a sua resistência. O cantilever vertical ou o rácio entre a coroa e o implante devem ser tidos em consideração no fabrico de uma prótese fixa implanto-suportada[12].

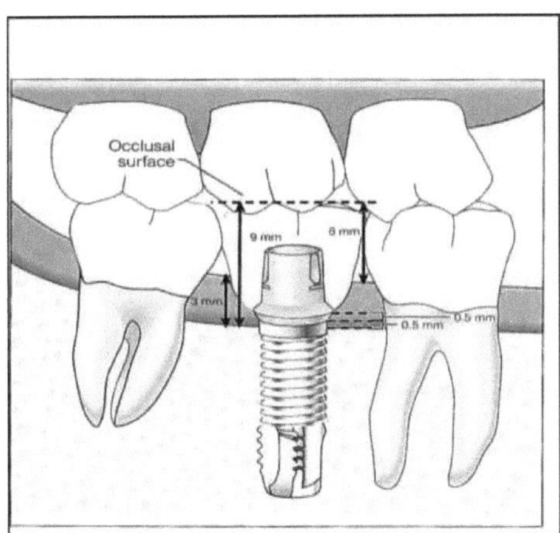

FIG. 6- Altura vertical necessária para uma restauração posterior de implante unitário cimentado com tecido mole de 3 mm de espessura

Fonte- fig1-1pg 2 Complicações cirúrgicas de Louie al faraje em implantologia oral 2011

ESPAÇO VERTICAL NECESSÁRIO PARA AS ESTORAÇÕES AMOVÍVEIS

Uma sobredentadura retida por barra requer um mínimo de 17 mm de espaço à altura da coroa, dependendo do tipo de fixação. Uma prótese retida por bola ou localizador requer um mínimo de 14 mm de espaço à altura da coroa ou 3-4 mm menos do que uma sobredentadura de barra.[12]

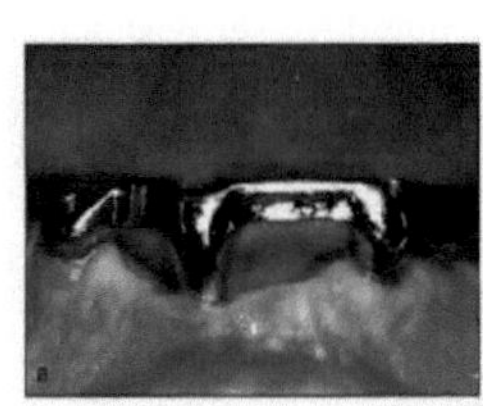

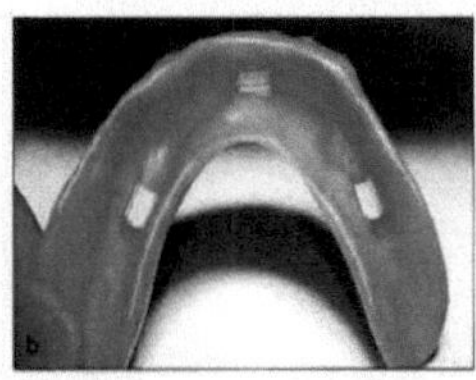

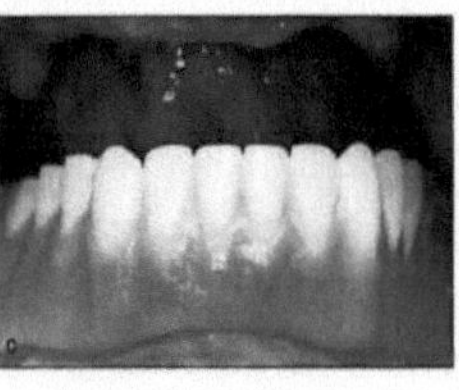

FIG7- (A a C) Sobredentadura de barra fundida: é mantida uma distância de 1 mm ou mais entre o bordo inferior da barra e os tecidos moles para uma higiene oral adequada.

Fonte-fig 1-2 Louie al faraje complicações cirúrgicas em implantologia oral 2011

Soluções para espaços verticais insuficientes

- Remoção de tecido duro (alveoloplastia)
- Remoção cirúrgica de tecidos moles
- Utilização de um tipo de pilar diferente que pode resultar num ganho de 1 mm ou mais da dimensão vertical disponível
- Seleção de um tipo diferente de prótese, que também pode resultar num ganho de 1 mm ou mais na altura vertical disponível

SOLUÇÕES PARA ESPAÇOS VERTICAIS EXCESSIVOS

- Utilização de técnicas cirúrgicas para aumentar a altura do osso disponível, incluindo enxertos em bloco, regeneração óssea guiada com membrana de barreira ou malha de titânio, ou osteogénese de distração

- Incorporação de uma estrutura metálica numa prótese completa suportada por implantes
- Redução do espaço entre a estrutura e o tecido para o mínimo necessário
- Utilização de uma liga com um módulo de elasticidade elevado, como a liga nobre extra-dura do tipo IV, que permite o fabrico de um QUADRO com uma dimensão oclusogengival reduzida, comprometendo a altura
- A intrusão ortodôntica dos dentes também pode ser indicada quando a altura vertical está comprometida devido à hiper erupção dos dentes
- Fabrico de uma prótese dentária tradicional fixa ou amovível[12]

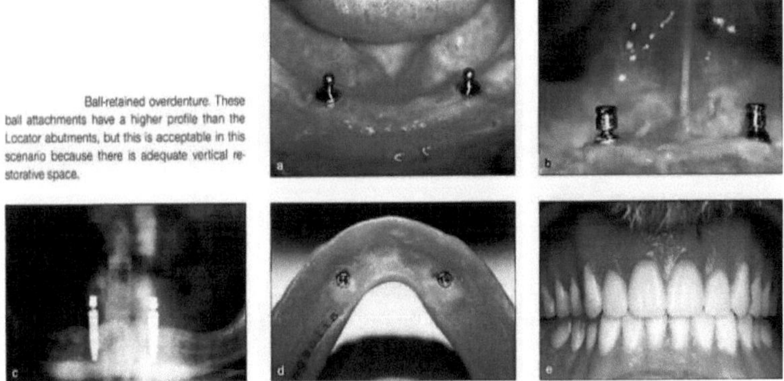

Fig. 8 Sobredentadura com bola

Fonte-fig 1-3 Louie al faraje complicações cirúrgicas em implantologia oral 2011

c. ESPAÇO HORIZONTAL DE RESTAURAÇÃO INADEQUADO

O espaço horizontal de restauração refere-se à distância mesiodistal entre implantes, entre um implante e um dente natural e entre dentes naturais[13].

Espaço necessário de implante para implante

De acordo com um estudo efectuado por Tarnow et al, a perda óssea horizontal à volta dos implantes na crista foi de apenas 0,45 mm quando a distância entre os implantes era superior a 3 mm e de 1,04 mm quando era inferior a 3 mm

O significado clínico deste fenómeno é que a perda de osso da crista aumenta a distância entre o contacto interproximal das restaurações de implantes adjacentes e o osso da crista. Esta distância pode determinar se a papila interdentária está presente ou ausente, o que tem implicações tanto para a estética como para a higiene.[13]

CÁLCULO DO ESPAÇO IDEAL ENTRE IMPLANTES

1. Largura das coroas de implantes

Baseia-se na largura das coroas de implantes planeadas, requer um enceramento de diagnóstico e é ideal para determinar o espaço entre os centros dos implantes[13]

Largura da coroa 1 /2 + largura da coroa 2 /2

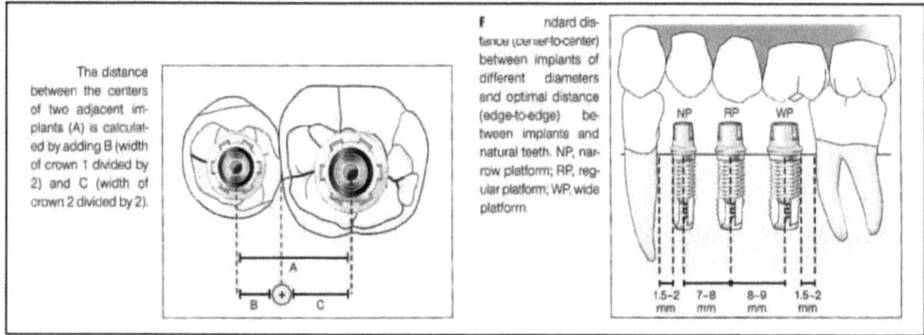

Fig 9 (a). largura da coroa do implante (B) distância padrão

Fonte-fig 1-5,1-7 Louie al faraje complicações cirúrgicas em implantologia oral 2011

2. Preenchimento papilar ou espaço interproximal

Este método é o menos exato e baseia-se no facto de a distância horizontal entre implantes influenciar o aspeto da papila e de uma distância de 3 mm entre implantes estar mais estreitamente correlacionada com o preenchimento papilar adequado do espaço interproximal[11]

3. Distância padrão

Uma distância padrão de 7-8 mm entre implantes de plataforma estreita e de plataforma regular, 8 a 9 mm entre dois implantes de plataforma regular ou um implante de plataforma regular e um de plataforma larga.

NECESSIDADE DE ESPAÇO ENTRE IMPLANTE E DENTE NATURAL

CÁLCULO DO ESPAÇO IDEAL ENTRE O IMPLANTE E O DENTE NATURAL

l. largura da coroa do implante

O cálculo do espaço mesiodistal entre implantes baseia-se na largura da coroa do implante planeado[11]

Largura da coroa/2

2. distância padrão

O bordo do implante é colocado a 1,5 a 2 mm de distância das superfícies radiculares adjacentes[10]
1 a 2 mm + R (em que Ris o raio do implante)

ESPAÇO NECESSÁRIO ENTRE DENTES

Dentes anteriores

Deve existir uma distância mínima de 1,5 mm entre o implante dentário e os dentes adjacentes de cada lado". Assim, podemos dizer que a distância do diâmetro do implante + 3 mm é adequada para a osseointegração, mas não é ideal para a estética.[13]

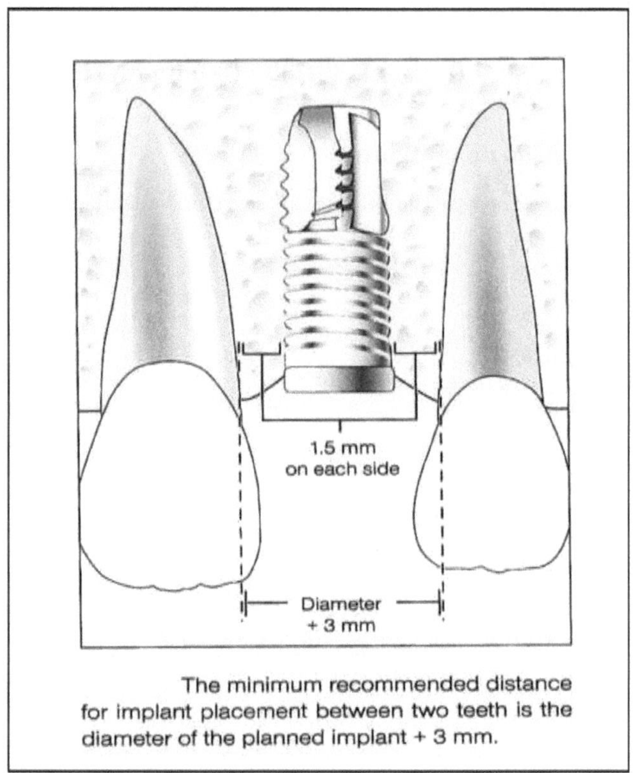

Fig 10 - Distância mínima para colocação de implantes entre dois dentes

Fonte-fig 1-11 Louie al faraje complicações cirúrgicas em implantologia oral 2011

Dentes posteriores

A distância mesiodistal do diâmetro do implante + 3 mm entre dois dentes posteriores naturais é aceitável para a colocação do implante.[13]

GESTÃO DO ESPAÇO HORIZONTAL DO IMPLANTE

Tratamento ortodôntico

O tratamento ortodôntico pode ser iniciado para aumentar ou diminuir a área edêntula[13]

Enameloplastia

É geralmente efectuada se for necessário um pequeno espaço na dimensão mesiodistal[13]

Implantes de diâmetro mais pequeno

A utilização selectiva é feita se a mesa oclusal da coroa for muito pequena[13]

Implantes de diâmetro estreito

(1,8- 3mm)Os implantes de uma ou duas peças têm sido utilizados com sucesso para espaços horizontais comprometidos espaços de restauração [13]

É indicado em

- Estabilização de próteses de arco completo
- Substituição de um único dente em situações de espaço interdentário comprometido
- Substituição de um único dente em situações de espaço inter-radicular comprometido
- Ancoragem ortodôntica
- Cirurgia minimamente invasiva, conforme indicado

d. ABERTURA LIMITADA DO MAXILAR E DISTÂNCIA INTERARCOS

A abertura normal da boca é de 40 mm entre o bordo incisal maxilar e mandibular. Se a abertura da boca for inferior a 40 mm, o cirurgião tem dificuldade em colocar os implantes, especialmente na região posterior. Se a abertura da boca for reduzida, os implantes colocados posteriormente podem ser excessivamente angulados[14]

Distância inter-arcos

O plano oclusal dos dentes hipererupcionados deve ser corrigido por intrusão ortodôntica ou enameloplastia. Quando não for possível utilizar peças de mão para colocar implantes na posição e angulação corretas, a colocação de implantes está contra-indicada.[14]

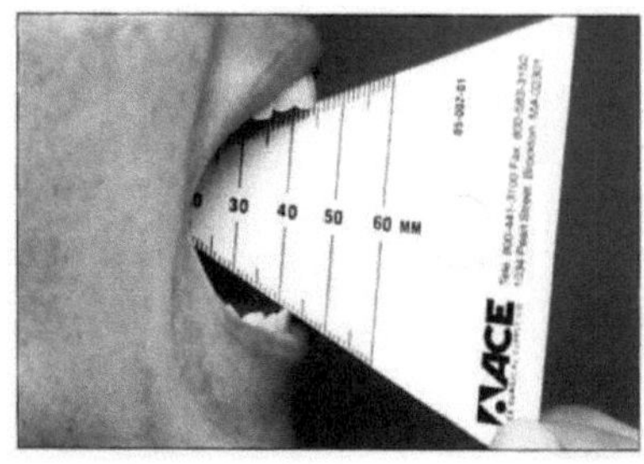

Fig ecially designed ruler is used to assess mouth opening for implant placement in the posterior region.

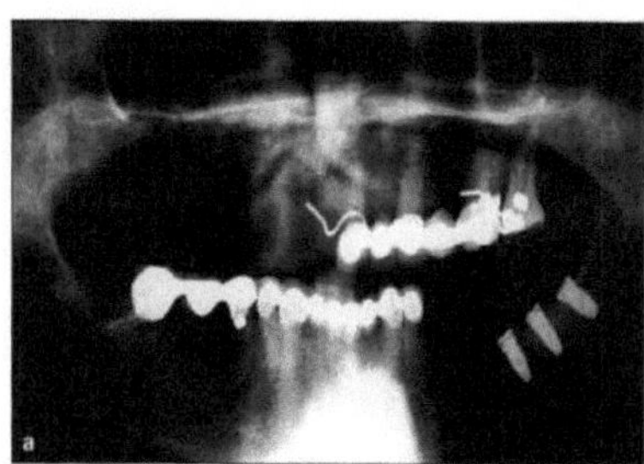

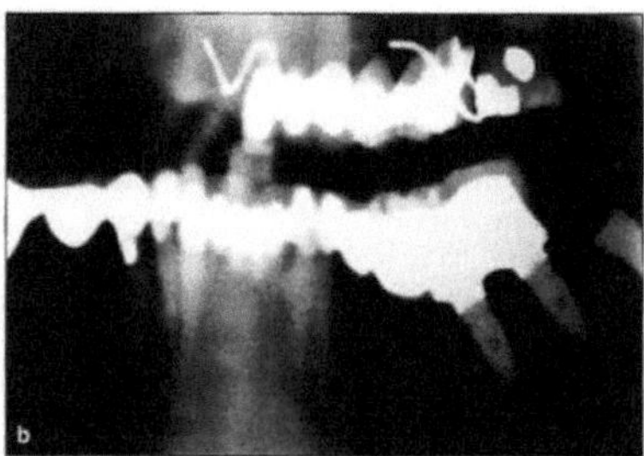

(a and b) As a result of limited mouth opening, the implants were placed with incorrect angulation. The distal implant could not be properly restored from a biomechanical perspective and was therefore submerged.

Fig. 11 - Abertura limitada da mandíbula

Fonte-fig 1-17 Louie al faraje complicações cirúrgicas em implantologia oral 2011

e. ALTURA E LARGURA ALVEOLARES INADEQUADAS PARA O POSICIONAMENTO BUCOLINGUAL

Orientação da crista do maxilar

Devido à fraca qualidade do osso nos maxilares, os resultados do tratamento com implantes em qualquer parte dos maxilares são geralmente piores do que os da mandíbula. Adell et al (1990) registaram uma taxa de insucesso de cerca de 20% para os implantes maxilares.

Um estudo de avaliação multicêntrico retrospetivo realizado por van Steenberghe (1989) concluiu que 1 em cada 6 (17%) implantes colocados na área molar do maxilar foi perdido, em comparação com 2 em 45 (4%) colocados na região molar da mandíbula. Jaffin e Berman (1991) relataram a perda de 8,3% de 444 implantes inseridos nos maxilares na sua experiência de 15 anos. Geralmente, os implantes mandibulares também sobrevivem mais tempo do que os implantes maxilares. [15]

O rebordo maxilar alarga-se labialmente com a crista a descrever uma circunferência maior do que a base. A estética é de extrema importância, particularmente em pacientes com linha de sorriso alta, e o perfil de emergência, a margem gengival e a papila interdental tornam-se desproporcionalmente importantes.

Os pacientes com rebordos alveolares espessos, em que as raízes não são palpáveis nem proeminentes, são menos difíceis de tratar, devido ao colapso da placa labial, que é provável após a perda do dente e está associado a uma margem gengival espessa e plana. Os pacientes com raízes proeminentes que são palpáveis e que sobressaem das depressões interdentárias são mais difíceis de tratar porque o aspeto vestibular das raízes é fino ou inexistente, que reabsorve rapidamente até ao nível do osso interdentário quando o dente de suporte é perdido.

A maxila anterior é o local onde a expansão óssea é maioritariamente realizada para permitir a colocação de implantes em cristas estreitas resultantes da perda de osso vestibular[16].

Na maxila posterior, os implantes são posicionados em direção ao aspeto palatino como resultado da reabsorção centrípeta da perda óssea labial. Este facto pode influenciar a relação intermaxilar e a fala [16].

Deficiência da crista posterior

Quando os implantes são colocados na região posterior, o centro do implante (durante a cirurgia, o orifício piloto) deve corresponder à fossa central da restauração de implante planeada, o que é fácil de conseguir se os implantes forem colocados num local de extração imediata ou em áreas edêntulas onde tenha ocorrido uma reabsorção mínima. Quando o corpo do implante está localizado sob a fossa central da restauração planeada, a oclusão também pode ser ideal, com a cúspide vestibular da restauração do implante a sobrepor-se à cúspide vestibular dos dentes mandibulares. [17]

Na mandíbula posterior, o rebordo alveolar residual está pelo menos dois terços reabsorvido. Em casos extremamente reabsorvidos, o bordo medial da área edêntula pode ser mais alto do que a crista do rebordo, que pode ser reabsorvida até à concavidade. Em comparação com rebordos que têm osso disponível adequado para a inserção de implantes endósteos, os rebordos mandibulares adequados para implantes subperiosteais mainstream apresentam contornos ósseos muito reduzidos.

A deiscência do nervo torna o tratamento não convencional. O maxilar é muito mais variável. A reabsorção é frequentemente maior do que na mandíbula. No maxilar, devido à variabilidade da reabsorção, pode existir uma tuberosidade bem definida com um bordo distal firme, ou pouca ou nenhuma tuberosidade residual[17]

Se não for necessário efetuar um enxerto ósseo para aumentar a largura do rebordo alveolar, o implante deve ser centrado bucolingualmente no osso disponível e a restauração deve ser colocada numa articulação cúspide a cúspide ou inversa.

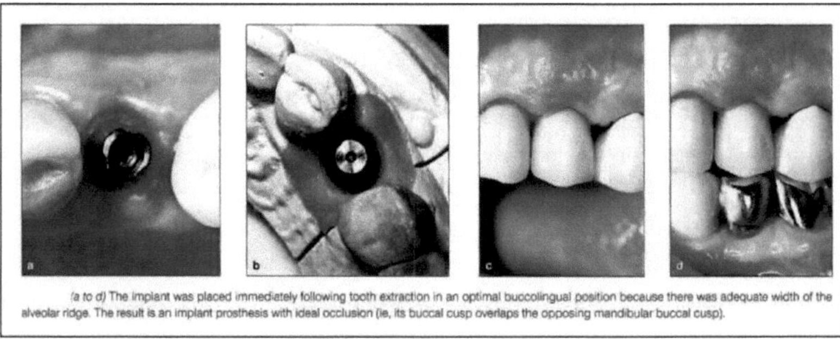

(a to d) The implant was placed immediately following tooth extraction in an optimal buccolingual position because there was adequate width of the alveolar ridge. The result is an implant prosthesis with ideal occlusion (ie, its buccal cusp overlaps the opposing mandibular buccal cusp).

Fig-12 (a a d) Colocação do implante em posição vestibular

Fonte: Figura 1-18 Complicações cirúrgicas na forragem de Louie al

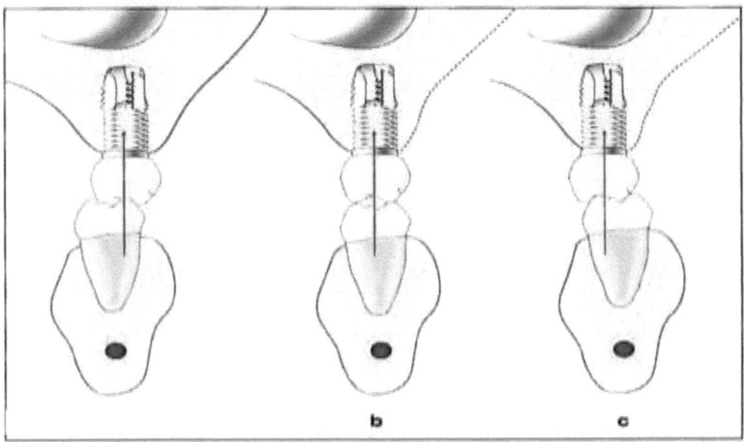

The implant should always be centered buccolingually in the available alveolar ridge unless a simultaneous bone grafting procedure is to be performed to increase alveolar width. However, the location of the implant prosthesis should be modified so that buccal cantilever of the implant prosthesis is avoided and occlusal forces are directed along the long axis of the implant. Therefore, depending on the location of the implant relative to the opposing dentition, the restoration may be in ideal occlusion *(a)*, cusp-to-cusp contact *(b)*, or even in reverse articulation *(c)*.

Fig. 13 (a a c) implante a ser centrado bucolingualmente

Fig. 1-19 Louie Al Faraje Complicações cirúrgicas em implantologia oral.

Deficiência da crista anterior

Na crista anterior, ao contrário da região posterior, a colocação do implante depende do tipo de prótese a ser fabricada, ou seja, aparafusada ou cimentada. Se a restauração for cimentada, o implante deve ser centrado sob o bordo incisal da coroa do implante planeado, pelo que o pilar deve ser suficientemente grande para obter uma retenção adequada. Se for utilizada uma prótese aparafusada, o implante deve ser colocado sob o cíngulo da coroa planeada[18]

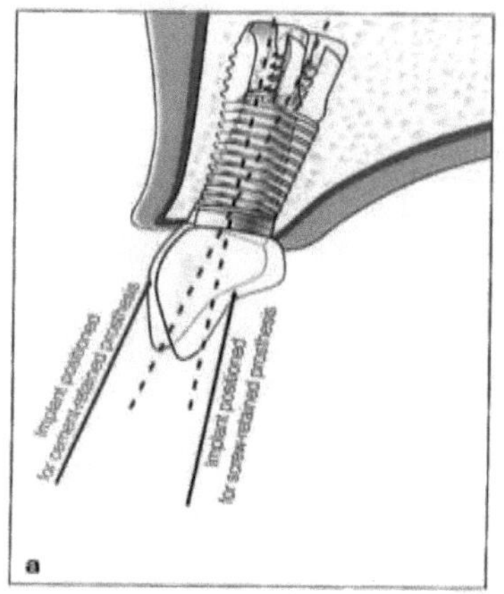

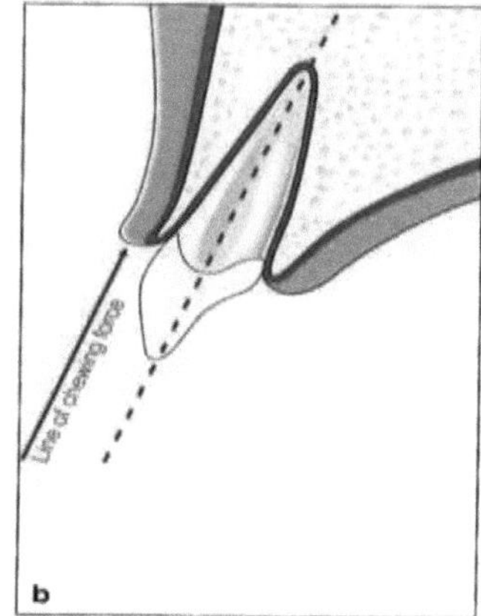

I (*a*) In the anterior region, the buccolingual position of the implant depends on the type of prosthesis planned. For a screw-retained implant prosthesis, the position of the center of the implant is under the cingulum of the future crown (to provide for screw access without compromising esthetics); however, for a cement-retained prosthesis, the center of the implant is located under the incisal edge of the future crown. (*b*) The latter situation is better from a biomechanical point of view because the chewing forces are directed at the incisal edges and therefore will be along the long axis of the implant.

Fig. 14(a,b) colocação bucolingual do implante na região anterior

Figura-fonte 1-21 Louie Al Faraje Complicações cirúrgicas em implantologia oral

GESTÃO DA DEFICIÊNCIA DE LARGURA DO REBORDO ALVEOLAR

Na maioria dos casos, são utilizados procedimentos de enxerto ósseo. Alguns dos procedimentos mais comuns incluem[18]

- Regeneração óssea guiada com colocação simultânea ou diferida de implantes
- Expansão do rebordo alveolar com colocação simultânea ou diferida de implantes
- Enxerto em bloco com colocação tardia de implantes

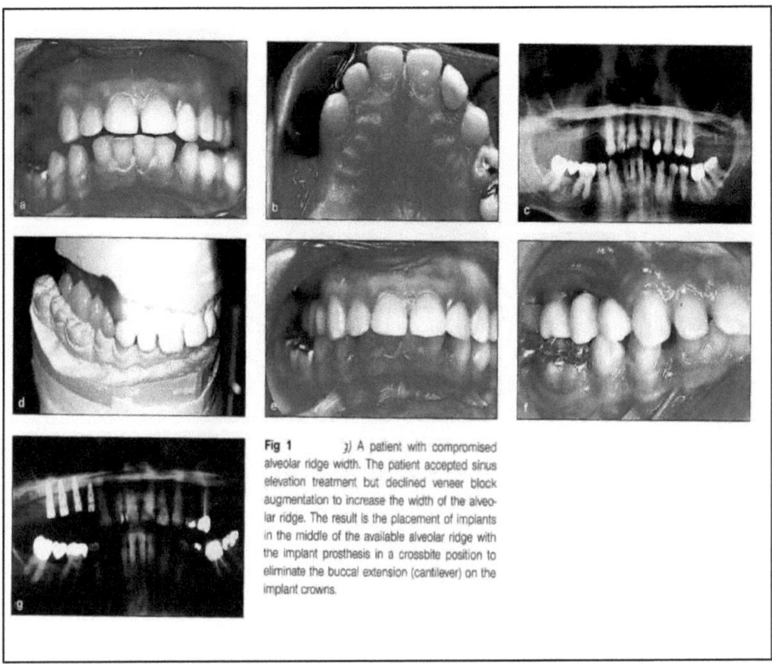

Fig. 15 (a a g) paciente com largura do rebordo alveolar comprometida, elevação do seio elevação do seio e aumento do bloco

Figura-fonte 1-20 Louie Al Faraje Complicações cirúrgicas em implantologia oral

f. TOROS MAXILARES E MANDIBULARES

Uma exostose é um crescimento ósseo periférico localizado, de etiologia desconhecida e de natureza benigna. Pode ser uma protuberância nodular, plana ou pedunculada localizada nas superfícies alveolares dos ossos maxilares. A etiologia da exostose óssea oral ainda não é clara. Pode ser maxilar ou mandibular e pode exigir a remoção por motivos protéticos. No entanto, no caso das próteses sobre implantes, a sua remoção está sujeita a condições clínicas, quer se trate de uma prótese sobre implantes simples ou múltiplos, quer se trate de uma prótese híbrida ou fixa [(19)].

Podem também servir como fontes úteis de osso autógeno para enxertos durante a cirurgia periodontal ou de implantes ou para a restauração de defeitos alveolares[19]

TORI MAXILAR

Um toro maxilar é uma massa de osso cortical denso que está localizado na linha média do palato[20]

Indicações para remoção

- Interferência com prótese convencional ou implanto-suportada
- Deficiência da fala
- Traumatismo repetido da mucosa subjacente durante a mastigação
- Fobia de malignidade do paciente

Complicações e soluções

- Deve ter-se cuidado durante a elevação do retalho para não rasgar a mucosa friável[20]
- É possível a criação de uma fístula oronasal, pelo que deve ser deixada alguma elevação óssea.

A descamação do retalho da mucosa é comum para minimizar este fenómeno; quaisquer tecidos friáveis ou macerados devem ser aparados

Os toros mandibulares estão localizados na superfície lingual da mandíbula, podendo ser unilaterais, bilaterais ou múltiplos. As indicações para a remoção dos toros mandibulares são as mesmas que as dos toros maxilares[20]

TOROS MANDIBULARES

Os toros mandibulares e palatinos são frequentemente óbvios e podem exigir a sua remoção por razões protéticas. Em contraste, o tubérculo palatino, mais comum, é menos evidente externamente, mas é normalmente encontrado durante a reflexão do retalho palatino na maxila posterior. Schluger et al. afirmaram que excrescências ósseas planas, semelhantes a prateleiras, são normalmente encontradas no osso alveolar palatino, desde o lado mesial do segundo molar até à tuberosidade. Prichard também observou que nódulos ósseos discretos são frequentemente encontrados no lado palatino dos molares superiores e podem necessitar de remoção durante a cirurgia periodontal corretiva[19].

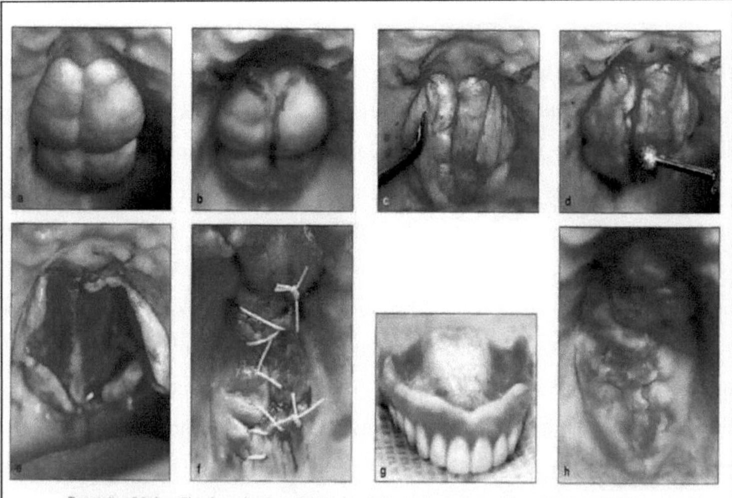

Preoperative clinical condition of a maxillary torus. *(b)* A Y incision (for larger tori, a double Y may be used) is used to expose the maxillary torus. *(c)* A Molt 2/4 elevator is used to reflect a full-thickness mucoperiosteal flap. This step is done very gently to avoid tearing the friable mucosa of the flap. *(d)* A large, round diamond bur is used under copious irrigation to remove the torus. Care should be taken in this step not to perforate the nasal cavity. *(e)* The torus is completely removed. *(f)* The excessive tissue is removed, and the flap is sutured using PTFE suture material. *(g)* The denture is relined immediately after surgery using Coe Comfort (CC) tissue conditioning material. *(h)* Clinical condition 2 weeks after surgery.

Fig 16(a a h)Condição pré-operatória e pós-operatória do tórus maxilar

Fonte--fig 1-28 Louie Al Faraje Complicações cirúrgicas em implantologia oral

6. COMPLICAÇÕES OPERATÓRIAS

a. ANGULAÇÃO INCORRECTA DO IMPLANTE

A angulação do implante é outro fator determinante para o sucesso do implante. A angulação correta deve ser determinada de acordo com a futura prótese, tendo em consideração as posições vestíbulo-lingual, apicocoronal e mesio-distal. A colocação de implantes com base no osso disponível resulta frequentemente em resultados estéticos fracos, bem como em instabilidade biomecânica a longo prazo. Embora existam muitas "técnicas de salvamento" para restaurar casos colocados fora da oclusão (por exemplo, tendo de ser com pilares personalizados e angulados), a cirurgia deve ser planeada para uma angulação adequada no início. Os guias cirúrgicos podem ajudar a controlar o ângulo de colocação do implante se forem feitos e utilizados corretamente[21]

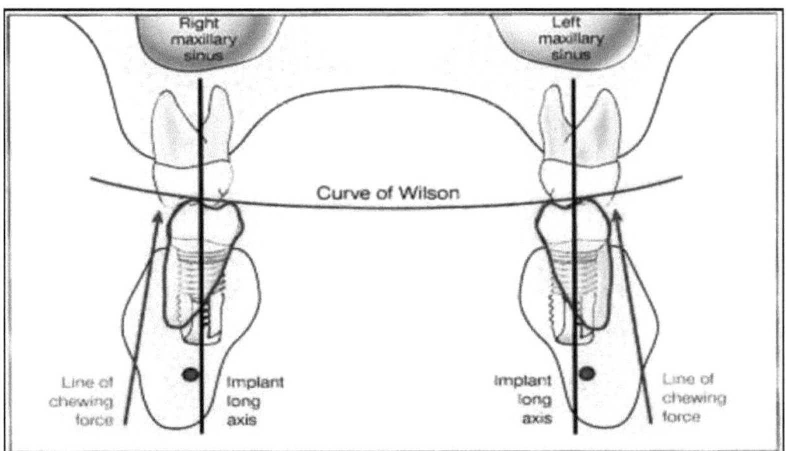

fig -17 Os dentes posteriores naturais são perpendiculares à curva de Wilson. Para que os implantes posteriores estejam alinhados com a direção das forças mastigatórias, também devem ser posicionados perpendicularmente à curva de Wilson: no entanto, a colocação vertical é aceitável porque é um desvio mínimo da direção das forças mastigatórias[22]

Fonte- --fig 2-1 Louie Al Faraje Complicações cirúrgicas em implantologia oral

Quando a angulação do implante se aproxima ou excede os 25 graus, o osso de suporte fica gravemente comprometido através da transmissão de forças oclusais.) Para além disso, se um implante estiver inclinado bucolingualmente e a reconstrução protética for deslocada em relação à cabeça do implante para melhorar a oclusão e/ou a estética, a inclinação introduzirá um momento de flexão no implante e conduzirá a alguns problemas potenciais.[22]

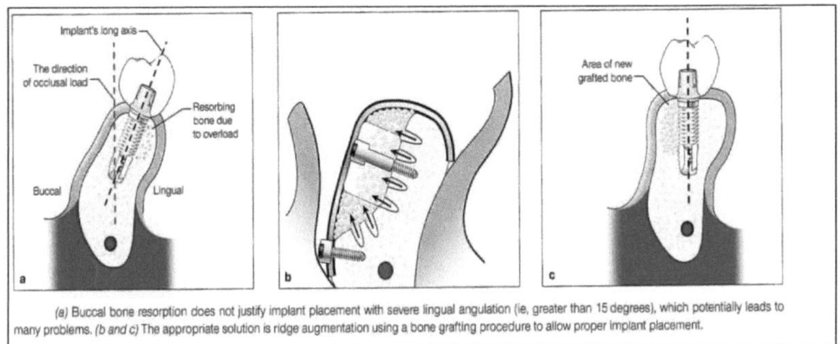

(a) Buccal bone resorption does not justify implant placement with severe lingual angulation (ie, greater than 15 degrees), which potentially leads to many problems. *(b and c)* The appropriate solution is ridge augmentation using a bone grafting procedure to allow proper implant placement.

Fig. 18 (a a c) reabsorção óssea vestibular, aumento do rebordo & colocação de implante dentário

fig 2-2 Louie Al Faraje Complicações cirúrgicas em implantologia oral

CARREGAMENTO FORA DO EIXO

- Fratura de restauração
- Fratura do parafuso de retenção
- Fratura do pilar
- Fratura do corpo do implante
- Destruição óssea devido a carga desfavorável
- Acumulação de placa sob os pônticos de cumeeira

ANGULAÇÃO MESIOLINGUAL

Os dentes naturais são perpendiculares à curva de Spee, a curva ântero-posterior formada pelas pontas das cúspides dos dentes posteriores 22

Caso de implante único

Nos casos de implantes unitários, deve ser evitada uma angulação mesiodistal excessiva. A utilização de um pilar angulado pode compensar inclinações ligeiras, no entanto, se a inclinação for demasiado acentuada, o implante deve ser removido e reinserido numa posição mais vertical, imediatamente ou após um período de cicatrização óssea[22]

Para evitar uma angulação excessiva, o cirurgião deve avaliar a posição da osteotomia após a utilização da broca piloto, colocando um pino paralelo no orifício piloto e tirando uma radiografia. Se a angulação não for satisfatória, pode ser utilizada uma broca de corte lateral Lindemann para ajustar a angulação antes de continuar a preparação do local do implante[22]

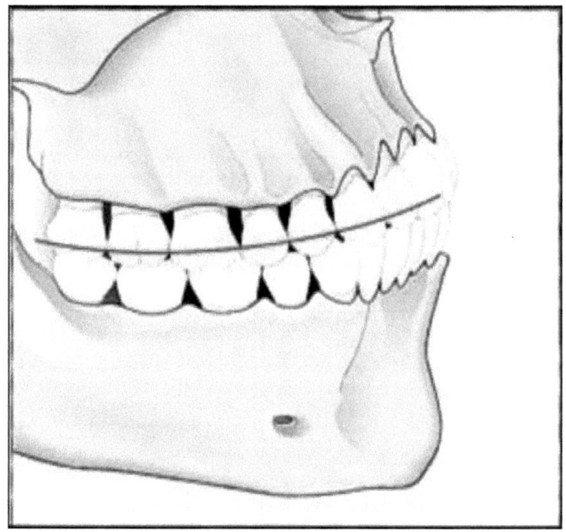

Fig 19-Curva da espátula

Fonte: Figura 2-3Louie Al Faraje Complicações cirúrgicas em implantologia oral

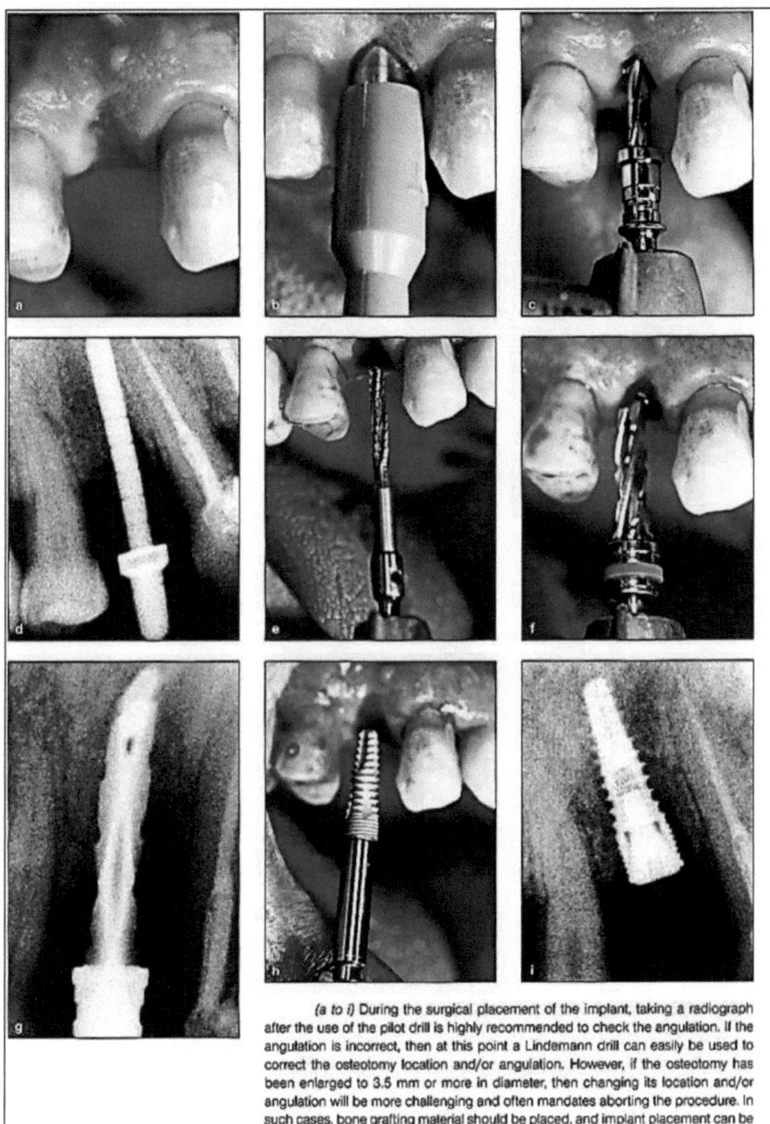

(a to i) During the surgical placement of the implant, taking a radiograph after the use of the pilot drill is highly recommended to check the angulation. If the angulation is incorrect, then at this point a Lindemann drill can easily be used to correct the osteotomy location and/or angulation. However, if the osteotomy has been enlarged to 3.5 mm or more in diameter, then changing its location and/or angulation will be more challenging and often mandates aborting the procedure. In such cases, bone grafting material should be placed, and implant placement can be attempted again in 2 to 4 months.

Fig-20(a a i) colocação cirúrgica do implante com radiografia

Fonte: Figura 2-4Louie Al Faraje Complicações cirúrgicas em implantologia oral

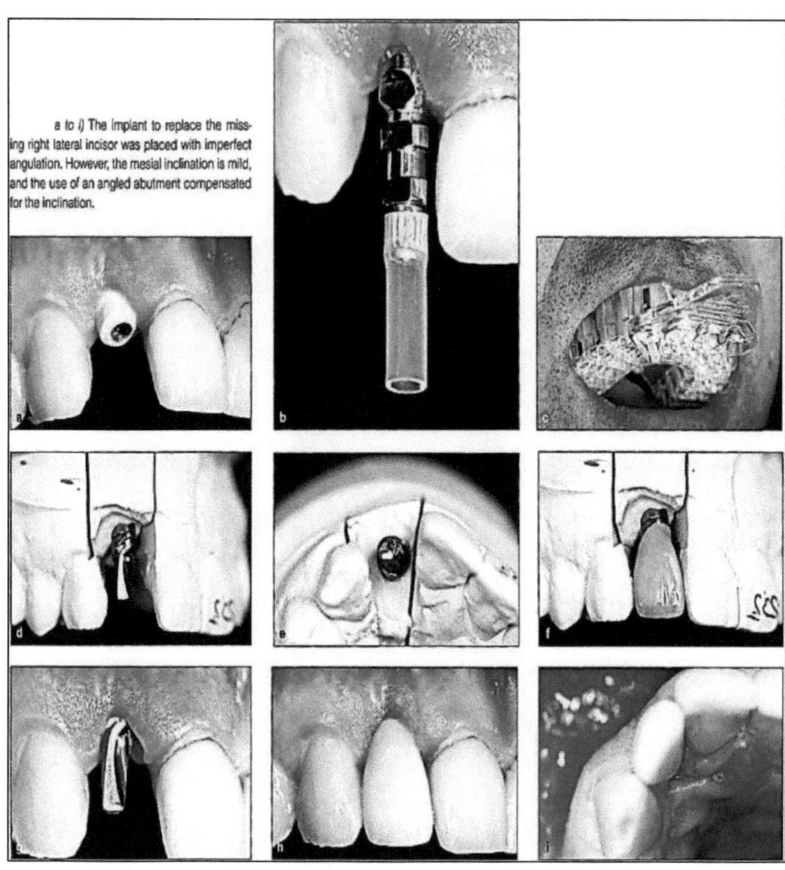

Fig. 21 (a a i) Colocação incorrecta do implante e correção

Fonte: Figura 2-4Louie Al Faraje Complicações cirúrgicas em implantologia oral

Caso de implantes múltiplos

Em casos de implantes múltiplos, a inclinação mesiodistal tem uma influência menor na transferência de carga oclusal para o implante e não aumenta as forças destrutivas porque a superestrutura protética redirecciona as forças oclusais. De facto, a ancoragem do implante pode, por vezes, ser melhorada através da colocação intencional de um implante com uma angulação mesiodistal que o localize numa estrutura óssea densa, distante da posição pretendida para o implante. A sobrevivência de implantes angulados mesiodistalmente em casos de implantes múltiplos foi registada na literatura com taxas de sucesso de 93% a 97,5%.[22]

Nalguns casos, os implantes angulados mesiodistalmente podem ser uma alternativa ao aumento do rebordo vertical ou à cirurgia de elevação do seio maxilar em doentes com contra-indicações gerais ou locais para esses procedimentos, tais como problemas médicos, patologia do seio maxilar ou idade avançada

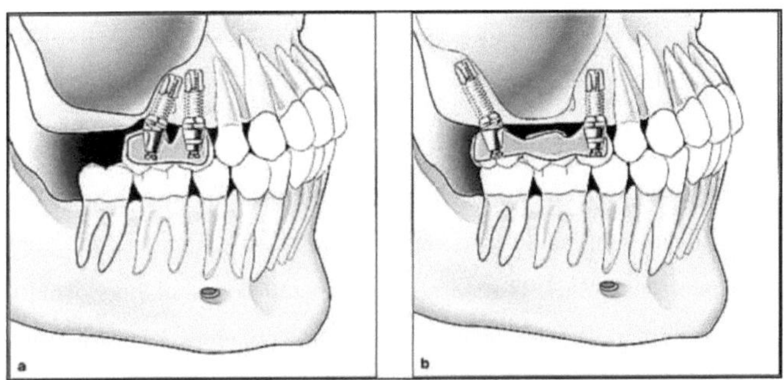

Fig 22 (a *e b)* A inclinação do implante distal evitou a necessidade de cirurgia de elevação do seio, estendeu a prótese distalmente sem a necessidade de um cantilever e evitou a hipererupção dos dentes mandibulares que se opunham à área edêntula da maxila. No entanto, é importante referir que em ambos os cenários se trata de uma prótese de implante de várias unidades e não de uma única

Fonte- fig 2-6Louie Al Faraje Complicações cirúrgicas em implantologia oral

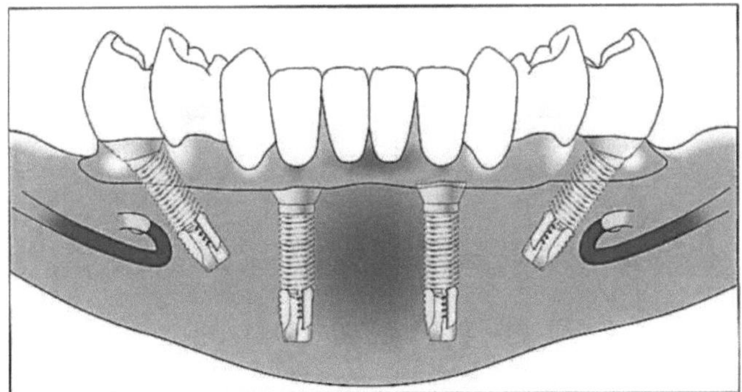

Fig. 23 A inclinação dos implantes distais evitou a necessidade de aumentar o rebordo vertical na mandíbula posterior e estendeu a prótese distalmente sem uma secção em cantilever. Este é um conceito válido se a superestrutura ligar um número adequado de implantes[22]

Fonte- fig 2-7Louie Al Faraje Complicações cirúrgicas em implantologia oral

b. MALALINHAMENTO

O mau posicionamento do implante pode provocar problemas biomecânicos na articulação do parafuso ou, em situações graves, no próprio implante devido a sobrecarga. O mau posicionamento dos implantes pode ocorrer durante a cirurgia de implantes e pode resultar de vários factores, como a quantidade ou a qualidade do osso residual disponível, as inclinações dentárias adjacentes ao local cirúrgico do implante e a falta de planeamento protético prévio. O tratamento de um implante mal posicionado pode exigir uma modificação da fixação protética ou a sua remoção cirúrgica. A escolha do tratamento depende do grau em que o implante mal posicionado irá comprometer o plano de restauração.[22]

Muitas das complicações acima mencionadas que surgem durante a cirurgia de implantes podem ser atribuídas ao facto de o implante dentário ser colocado numa posição indesejada ou não intencional. O mau posicionamento dos implantes dentários resulta normalmente de um planeamento deficiente do tratamento antes da cirurgia de implantes, da falta de perícia cirúrgica por parte do cirurgião de implantes e/ou de uma comunicação deficiente entre o cirurgião de implantes e o dentista de restauração. A estética óptima do implante e a prevenção de complicações de posicionamento podem ser alcançadas colocando o implante de uma forma orientada para a prótese. Por outras palavras, o implante deve ser colocado com referência às três dimensões ditadas pela posição da restauração final e não pela disponibilidade de osso.

A angulação é outro determinante importante (quarta dimensão) da posição do implante que afectará a estética do resultado. A posição ideal do implante implica uma preparação, inserção e colocação precisas do implante no alvéolo, numa geometria tridimensional adequada, de acordo com os parâmetros apicocoronais, mesiodistais e vestibulares, bem como a angulação do implante relativamente à restauração protética final e às margens gengivais[23]

Apicocoronalmente, o implante deve ser colocado de modo a que a plataforma do implante dentário fique 2 a 3 mm apicalmente à margem gengival da restauração prevista. Se a plataforma do implante for colocada demasiado coronal, não haverá espaço suficiente para desenvolver um perfil de emergência de aspeto natural e o dente poderá ter um contorno quadrado e inestético. Se a plataforma for colocada ao nível ou acima do nível da margem gengival, pode ocorrer um colar metálico ou a exposição do implante, produzindo um resultado inestético [23]

Por outro lado, se a plataforma do implante for colocada demasiado apicalmente, será necessário um pilar transmucoso longo para restaurar o implante. Isto pode levar a uma bolsa profunda e a um acesso difícil à higiene para o paciente e para o médico. Os implantes mesiodistais devem ser colocados a uma distância de 1,5 a 2 mm de um dente natural e de 2 a 3 mm de um implante adjacente, para manter uma distância adequada[23]

A última complicação dos implantes mal colocados é a invasão de implantes ou instrumentos em estruturas vitais. A violação mais comum da anatomia adjacente é a colocação do implante dentário na raiz do dente adjacente. Os procedimentos cirúrgicos utilizados para preparar locais de osteotomia e colocar implantes adjacentes aos dentes podem ferir os dentes, quer cortando diretamente a estrutura do dente, quer danificando os tecidos e nervos de suporte próximos.

Os instrumentos (por exemplo, brocas) direcionados para o dente adjacente ou perto dele podem causar lesões no ligamento periodontal, na estrutura do dente e no nervo do dente. Dependendo da extensão da lesão, o dente pode necessitar de terapia endodôntica ou extração. Na inserção, os implantes dentários seguem a trajetória da osteotomia preparada pelas brocas cirúrgicas. É necessário ter cuidado ao preparar a osteotomia para se manter fiel à trajetória de inserção planeada. As radiografias de localização dos pinos-guia tiradas durante a cirurgia de implantes podem reduzir bastante o potencial de danificar os dentes adjacentes A análise radiográfica antes da cirurgia de implantes deve incluir a deteção de estruturas radiculares curvas, convergentes e/ou dilaceradas dos dentes adjacentes que possam limitar a colocação do implante[23]

Devem ser sempre utilizados pinos paralelos no intra-operatório para confirmar a orientação dos implantes de alinhamento da oesteotomia entre si e com os dentes naturais e para evitar o desalinhamento.

Os pinos podem ser colocados nos orifícios piloto ou aparafusados aos implantes. No caso de implantes múltiplos, deve ser colocado um pino nos primeiros orifícios-piloto e, em seguida, é tirada uma radiografia para verificar a sua posição e angulação; se for satisfatório, a broca-piloto pode ser alinhada paralelamente ao pino e é efectuado o próximo orifício-piloto. Este procedimento é repetido se necessário. Quando a área edêntula tem um dente natural adjacente, o 1.°orifício piloto deve ser alinhado com o longo eixo da sua raiz[24].

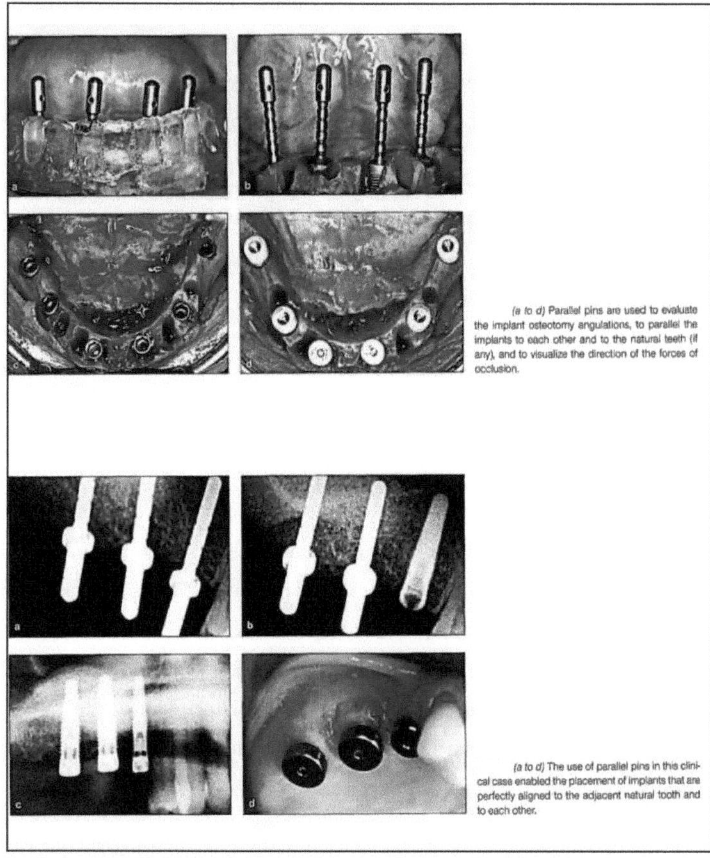

Fig-24(a a d) Pinos paralelos para avaliar a colocação do implante 25(a a d)colocação radiográfica de pinos paralelos

Fonte - fig. 2-8, 2-9Louie Al Faraje Complicações cirúrgicas em implantologia oral

c. LOCALIZAÇÃO INCORRECTA DO IMPLANTE /DESLOCAÇÃO DO IMPLANTE

Os dentes adjacentes devem estar a pelo menos 1,5 mm do corpo do implante e a mais de

3 a 4 mm entre implantes adjacentes para evitar a perda óssea horizontal e preservar a estética. As medições e o planeamento pré-operatórios são essenciais para conseguir uma colocação ideal do implante que facilite a futura prótese sobre implantes. A colocação de um implante no local errado é uma complicação frustrante, embaraçosa e evitável. As medições *(por exemplo,* interoclusal, interdental, altura do rebordo e largura do rebordo) confirmam se os implantes estão indicados em primeiro lugar. A orientação espacial deve estar em linha com o plano oclusal e centrada de acordo com a oclusão oposta para evitar mordidas cruzadas ou tensões adicionais na prótese. Muitas vezes, os acessórios destinam-se idealmente a uma posição específica para estarem na oclusão correta. Se for necessário colocar mais do que um implante, deve ser utilizado um wax-up de diagnóstico para determinar as localizações corretas dos implantes. No mínimo, desenhar e medir nos moldes de gesso permitirá efetuar cálculos e planear o tratamento.[21]

Tarnow *et al verificaram* que se a distância fosse de 5 mm ou menos, 98% das vezes o espaço de embrasure era preenchido, mas à medida que a distância aumenta para 6 e 7 mm, a presença de uma papila reduz-se para 56% e 27%, respetivamente. De Oliveira *et al* verificaram que, desde que se mantenha uma distância de 5 mm entre o ponto de contacto e a crista óssea alveolar, não há diferença na formação da papila ou na perda óssea, quer os implantes adjacentes estejam separados por 1, 2 ou 3 mm[21]

Disposição de implantes

O implante pode invadir o seio maxilar durante ou após a cirurgia em resultado de uma estabilidade primária insuficiente. O implante pode deslocar-se para o seio maxilar em qualquer altura após a colocação. Isto pode resultar numa reação de corpo estranho e causar complicações graves. A sinusite maxilar é uma complicação frequente da deslocação do implante para o seio maxilar. A principal razão para a deslocação do implante é a estabilidade primária insuficiente. Os mecanismos envolvidos na deslocação do implante para o seio maxilar incluem: alterações nas pressões intra-sinusais e nasais, reação autoimune que provoca a destruição óssea e, consequentemente, uma fraca osteointegração e reabsorção óssea devido a uma distribuição desfavorável das forças oclusais. A pressão negativa do ar criada no seio maxilar pode produzir um efeito de sucção, fazendo com que o implante se desloque para o interior do seio. Qualquer que seja a razão, quando o implante é deslocado para o seio maxilar, tem de ser removido.

Recomenda-se que os implantes sejam imediatamente removidos cirurgicamente através de uma abordagem intra-oral ou endoscopicamente através da via transnasal para evitar complicações inflamatórias. O procedimento CaldwellLuc oferece um melhor acesso visual direto ao seio maxilar em comparação com a abordagem endoscópica, mas é considerado mais agressivo, com complicações potencialmente mais graves. O acesso endoscópico por via transnasal proporciona um bom acesso à área e tem menor morbilidade pós-operatória. Na cirurgia endoscópica transnasal do seio maxilar, o acesso ao seio maxilar é feito pelo nariz através do óstio. Utilizando um cesto de recolha urológico através da porta do canal de trabalho endoscópico, o implante é capturado e removido. Tal como descrito anteriormente, a principal razão para a deslocação do implante é a falta de estabilidade primária. Esta complicação pode ser facilmente evitada seguindo corretamente a técnica cirúrgica. Se se considerar que a qualidade do osso não é boa, a osteotomia deve ser preparada com um diâmetro inferior ao da fixação, de modo a que, quando o implante for colocado, se possa obter uma estabilidade primária mínima. Os implantes com uma forma cónica compressiva podem ser utilizados em áreas onde se suspeita deste problema.[25]

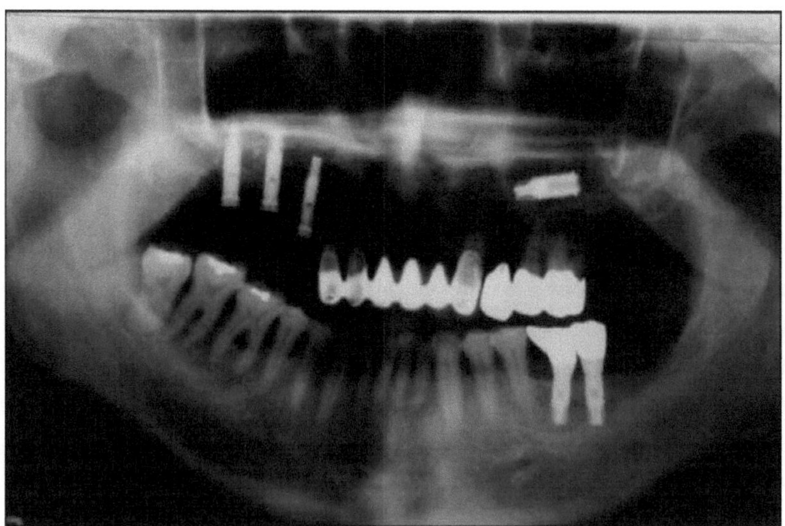

Fig 26- Radiografia mostrando a deslocação do implante

Fonte-www.periobasics.com

d. LESÕES NOS DENTES ADJACENTES

Os dentes adjacentes nos locais receptores de implantes devem ser avaliados antes da colocação do implante. As condições pulpares e perirradiculares, tais como pequenas radiolucências periapicais, reabsorção radicular e grandes restaurações na polpa vital ou perto dela, são frequentemente mal diagnosticadas. Numerosos relatos de casos descrevem a patose do implante causada por problemas endodônticos adormecidos de dentes adjacentes que surgem após a cirurgia de implante.[22]

Quando os doentes parcialmente desdentados são tratados, existe um risco de lesão direta ou indireta (térmica) das raízes dos dentes adjacentes. Dependendo da gravidade da lesão, o dente pode ser sensível ao frio e sensível à percussão, e pode causar um ligeiro desconforto quando o doente come, embora o dente lesionado possa responder normalmente aos testes de vitalidade. O tratamento pode envolver extração ou tratamento endodôntico. Quando um implante está em contacto direto com um dente adjacente, a remoção imediata do implante pode evitar complicações maiores para o dente. Em alguns casos, a remoção do implante pode ser efectuada com um movimento no sentido contrário ao dos ponteiros do relógio. Noutros casos, pode ser utilizado um dispositivo interno (Implant Retrieval Tool, Nobel Biocare, Kloten, Suíça) para desaparafusar o implante. Vários relatórios publicados descreveram a resposta histológica do periodonto, do cemento e da polpa após uma lesão radicular intencional criada com titânio.[22]

Os autores constataram que, quando os parafusos de titânio penetraram no cemento ou na dentina, não foi observada necrose pulpar ou inflamação após 12 semanas. O cemento regenerou-se em todos os locais de lesão, mas a anquilose foi possível quando a fragmentação da raiz estava presente. Foi observado osso tecido na interface parafuso-osso, mesmo quando o contacto com a raiz sugeria osteointegração. O aumento da resistência é um indicador de um possível contacto com a raiz durante a colocação do implante. Embora estes estudos sejam interessantes, a prevenção de lesões nos dentes adjacentes começa com a avaliação pré-operatória e o planeamento do procedimento e a avaliação da quantidade de espaço disponível para a colocação do implante. Os guias cirúrgicos são úteis se forem bem concebidos[22]

Se for identificada patologia endodôntica, o tratamento do canal radicular ou a extração devem ser iniciados antes da colocação do implante, para evitar a contaminação microbiana do implante durante a cicatrização e o seu possível fracasso.[21]

Raízes dilaceradas e inclinações excessivas na direção mesiodistal que invadem o espaço do implante impedem frequentemente a colocação ideal. Se uma broca e/ou um acessório de implante invadir a PDL, a estrutura dura do dente e/ou a polpa vital, isto conduzirá a lesões endodônticas[21]

Um guia cirúrgico adequado e uma análise radiográfica cuidadosa são necessários para evitar uma angulação incorrecta e raízes dilaceradas ocultas.[21]

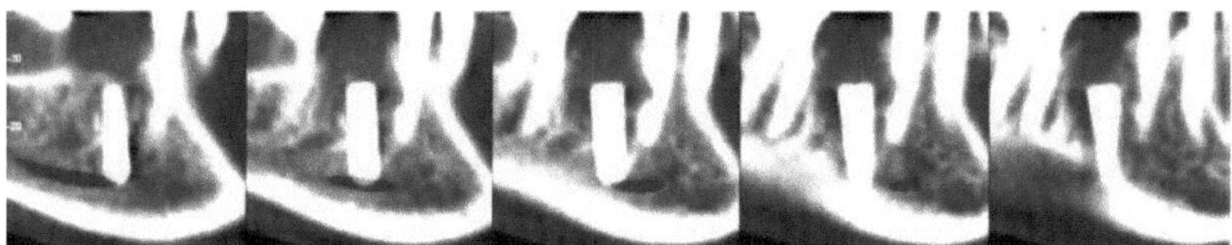

Fig 27Imagens de feixe ósseo obtidas 3 meses após a colocação de um implante num num primeiro molar inferior. O segundo bicúspide era sensível à percussão

Complicações de implantes de origem Su gwan kim ww.intechopen.com

e. CRISTA IRREGULAR OU ESTREITA

Após a reflexão do retalho, o clínico pode descobrir que a forma da crista alveolar é irregular, afiada ou demasiado estreita. A alveoloplastia é recomendada antes da colocação de implantes para criar uma crista mais suave com um planalto mais largo que acomodará melhor os implantes planeados.[26]

No entanto, em alguns casos, a alveoloplastia não atinge a forma de crista desejada porque toda a crista residual, e não apenas a crista, é estreita. Um rebordo com uma configuração piramidal na imagem de TC de secção transversal ganhará largura de crista com a alveoloplastia[26]

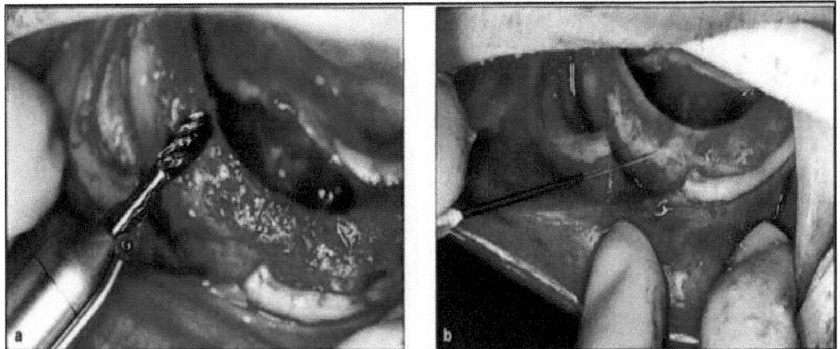

Fig 28 (a *e b) Um* procedimento de alveoloplastia é efectuado utilizando uma broca cirúrgica especial para alveoloplastia e uma peça de mão cirúrgica direita após a reflexão de um retalho de espessura total adequado[26]

Fonte-fig 2-18 Louie Al Faraje Complicações cirúrgicas em imagiologia oral

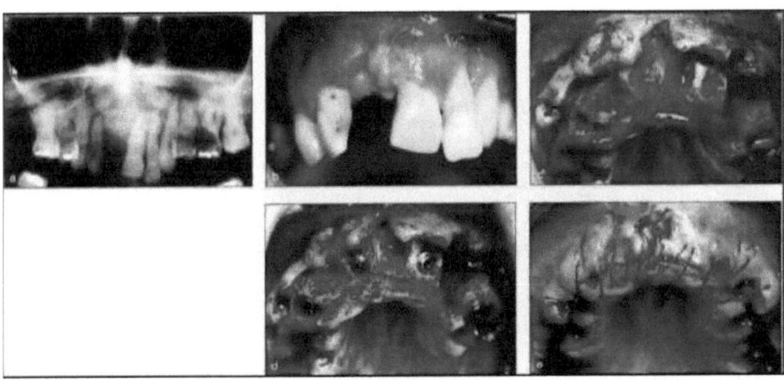

Fig. 29 (a a e) Quando o recontorno ósseo do rebordo alveolar não é desejável porque o rebordo é uniformemente estreito ou porque a altura óssea remanescente é crucial, a plataforma do implante deve ser colocada no ponto mais alto do rebordo. Se as roscas dos implantes ficarem expostas em resultado desta técnica, podem ser tratadas com GBR ou cobertas com tecido mole, se este for suficientemente espesso.

Fonte-fig 2-21Louie Al Faraje Complicações cirúrgicas em implantologia oral

O posicionamento da plataforma do implante abaixo de qualquer parte da crista óssea irá criar desafios na colocação do pilar de cicatrização, coifa de impressão e prótese definitiva e pode resultar na formação de bolsas profundas, o que irá complicar a higiene.[26]

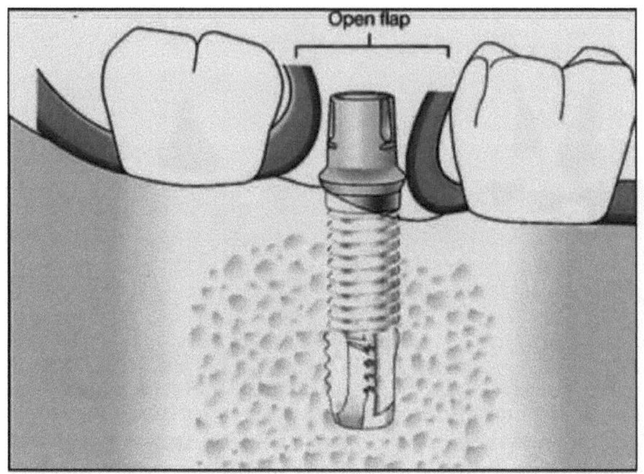

fig. 30 - Na colocação de um implante unitário, se não for pretendido o recontorno do rebordo (para evitar a criação de uma bolsa profunda), a plataforma do implante deve ser colocada ao nível mais elevado da crista óssea.

Figura-fonte 2-22 Louie Al Faraje Complicações cirúrgicas em imagiologia oral

f. TOMADA DE EXTRACÇÃO CURVA

É um desafio colocar um implante imediato numa posição ideal num alvéolo após a extração de um dente com uma curvatura radicular significativa. A parede palatina ou lingual espessa do alvéolo tende a direcionar a broca rotativa para a placa vestibular mais fina, colocando a osteotomia e, subsequentemente, o implante numa localização desfavorável e inestética. A perfuração da parede vestibular do alvéolo também pode resultar.[27]

Esta dificuldade pode ser ultrapassada utilizando uma broca de corte lateral Lindemann. A broca deve ser colocada primeiro no alvéolo, depois o motor deve ser ativado e deve ser cortado um sulco na parede lingual do alvéolo, facilitando o movimento das brocas de implante subsequentes na direção apropriada para o posicionamento correto da osteotomia. Esta técnica é frequentemente necessária aquando da colocação de implantes imediatos na região anterior do maxilar e no pré-molar e anterior da mandíbula[27]

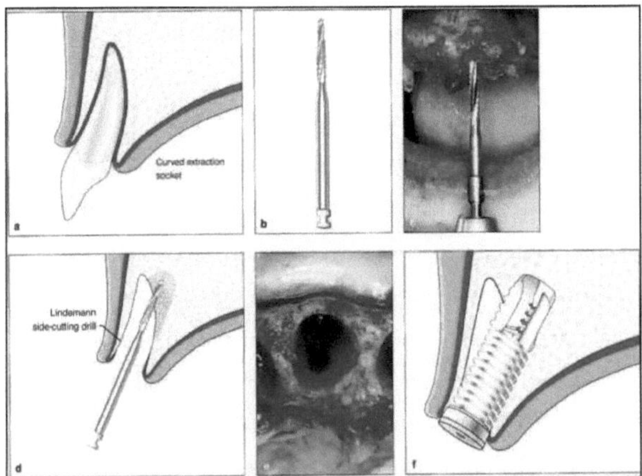

Fig 31- A cavidade tende a redirecionar a broca para a placa vestibular fina. ***(b e c)*** **A utilização de uma broca de corte lateral Lindemann permite a criação de uma depressão ou sulco no lado palatino/lingual.** ***(d)*** **Vista em corte transversal do redireccionamento do alvéolo utilizando a broca Lindemann. (e) Vista clínica do sulco criado pela broca Lindemann.** ***(f)*** **Colocação do implante na direção correta num alvéolo curvo.**

Fig. 2-24 Louie Al Faraje Complicações cirúrgicas em imagiologia oral

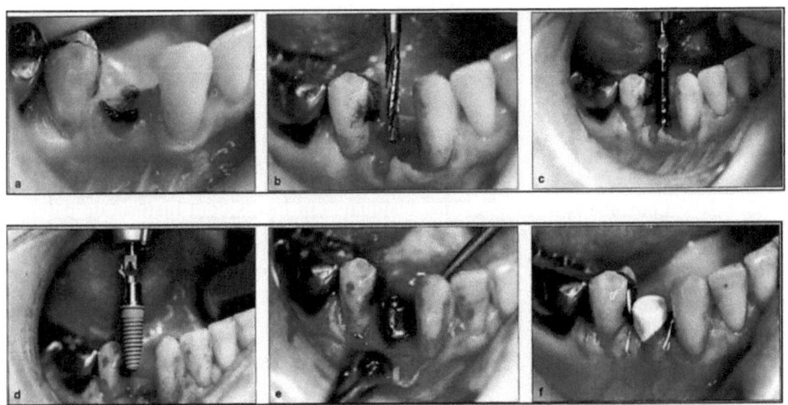

Fig. ***32 (a)*** **Cirurgia de implante imediata num alvéolo pré-molar mandibular curvo.** ***(b)*** **Foi utilizada uma broca Lindemann para criar um sulco na superfície lingual do alvéolo. (c) São utilizadas brocas subsequentes para redirecionar ainda mais a osteotomia do seu percurso natural para a parede lingual curva do alvéolo, evitando assim a perfuração da placa vestibular e o desalinhamento do implante**

Figura-fonte 2-25 Louie Al Faraje Complicações cirúrgicas em imagiologia oral

g. INFECÇÃO AGUDA E CRÓNICA PRÉ-OPERATÓRIA EM LOCAIS DE IMPLANTE

A presença de infeção pode ter um papel importante na falha do implante. Tipicamente, os insucessos de implantes têm sido observados quando a patologia se encontra no local do implante (ou na sua proximidade) (por exemplo, colocação num alvéolo dentário infetado), adjacente a um dente com envolvimento endodôntico não diagnosticado, adjacente a uma lesão existente (como um quisto) ou quando existe periodontite. A colocação imediata de implantes (ou seja, um implante colocado num alvéolo recente após a remoção do dente) pode ter um mau prognóstico se a extração tiver sido necessária devido a infeção ou doença peri-dontal. Nestas situações, o resultado adverso pode ser o resultado da contaminação do implante por bactérias do local do implante ou infeção crónica persistente após a colocação do implante. Heydenrijk et al determinaram que a microflora da boca antes da colocação de um implante dentário determina a flora na área periimplantar. Os implantes estáveis reflectem normalmente a flora de pacientes periodontalmente saudáveis, enquanto a flora das lesões peri-implantares se assemelha normalmente à periodontite. O desbridamento e a lavagem minuciosos do local do implante, juntamente com a antibioterapia pré e pós-operatória (para além da utilização pós-cirúrgica de enxaguamento ou gel de clorexidina), podem eliminar a contaminação bacteriana, permitindo ao hospedeiro ativar o processo de cicatrização e promover o sucesso do implante[4]

Causas

- Infeção por ativação de bactérias residuais em locais com história de patologia endodôntica.
- Infeção dos tecidos cicatrizados após a remoção de um dente impactado.
- Na contaminação do dente adjacente com patologia endodôntica/condições periodontais.
- Aprisionamento apical de células epiteliais gengivais durante a inserção de implantes.
- Necrose por aquecimento excessivo do osso durante as brocas de osteotomia[28]

Precaução

- Fazer na tomada de infeção com medicação
- Esperar depois de a infeção estar curada
- Infeção/fístula pós-inserção do implante[28]

Table 4: Difference between peri-implant lesions and periodont lesions

Peri Implant Lesions	Periodontal lesions
Histomorphometric analysis shows apical spread of infiltrated connective tissue from gingival margin is 1.3mm	0.9mm apical spread of infiltrated connective tissue
According to Brandes et al[42] rate of tissue destruction is higher.	Rate of tissue destruction is lower
According to lindhe[43] clinical & radiographic signs of radiological destruction were more pronounced at implants.	Not that well appreciated
Less vascular structures observed.	More vascular structures observed.
Peri-implant infiltrate was predominated by neutrophils & plasma cells.	Peri-implant infiltrate was predominated by Macrophages & lymphocytes

Tabela No.6 diferença entre lesão peridontal e periapical

Fonte - Sugwan Kim

GESTÃO

Passos

Remoção da parte apical do implante infetado: Isto é indicado principalmente nos casos em que o implante se estende para o seio maxilar / cavidade nasal ou em situações em que a retenção da parte apical do implante pode obstruir o desbridamento mecânico completo do tecido de granulação, resultando na incapacidade de eliminar a infeção e na subsequente perda do implante.[28]

Tratamento de superfície: com 250 mg de tetraciclina em pó com água esterilizada durante 1 minuto, a área é depois enxaguada e lavada. O procedimento é repetido [28]

Após a intervenção cirúrgica, recomenda-se a administração de antibióticos sistémicos, como a penicilina G/amoxicilina (500 mg por dia durante 7 dias), juntamente com clorexidina a 0,12% durante 3 semanas.[28]

h. PONTA DA RAIZ MANTIDA NO LOCAL DO IMPLANTE

Uma ponta de raiz retida no local do implante pode servir como fonte de infeção, o que pode levar a uma IPL ou peri-implantite retrógrada." A colocação não intencional de implantes dentários em contacto com fragmentos de raiz retidos pode levar a inflamação e à subsequente necessidade de remoção do fragmento de raiz juntamente com o implante afetado devido a peri-implantite.[29]

No entanto, alguns estudos referem a ausência de inflamação, a presença de cemento na superfície da raiz retida e um ligamento periodontal funcionalmente orientado que se estende desde a raiz até ao implante nestes casos. Por exemplo, num estudo realizado em animais por Gray e Vernino, vários implantes foram colocados involuntariamente em fragmentos de raiz. Alguns implantes estavam em contacto direto com os fragmentos de raiz; outros estavam muito próximos, mas não em contacto direto. O exame histológico não revelou inflamação em nenhum local. Nos casos em que o implante estava em contacto direto com um ligamento periodontal, não se observou um encapsulamento fibroso do implante. No entanto, parecia haver material calcificado depositado nos implantes em algumas áreas. Num estudo de Buser et al., foram colocados implantes de titânio nas mandíbulas de macacos com fragmentos de raiz apical retidos. O exame histológico dos implantes em estreita relação com os fragmentos de raiz revelou uma camada de cemento na superfície do implante e fibras de colagénio inseridas no cemento e no osso oposto.[29]

Estes estudos não devem ser tomados como uma recomendação para o contacto entre a ponta da raiz e o implante. Os implantes nunca devem ser colocados intencionalmente em contacto com as pontas das raízes retidas. É importante distinguir entre a colocação de implantes em contacto com fragmentos de raízes não vitais e com a raiz de um dente vital. As consequências desfavoráveis deste último caso incluem terapia endodôntica, apicoectomia ou a extração dos dentes envolvidos.[29]

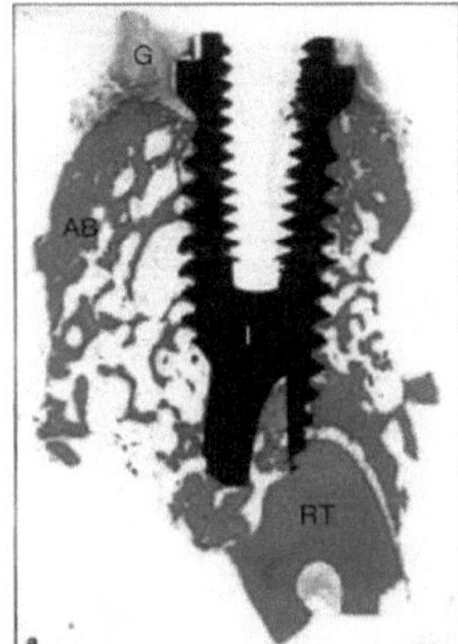

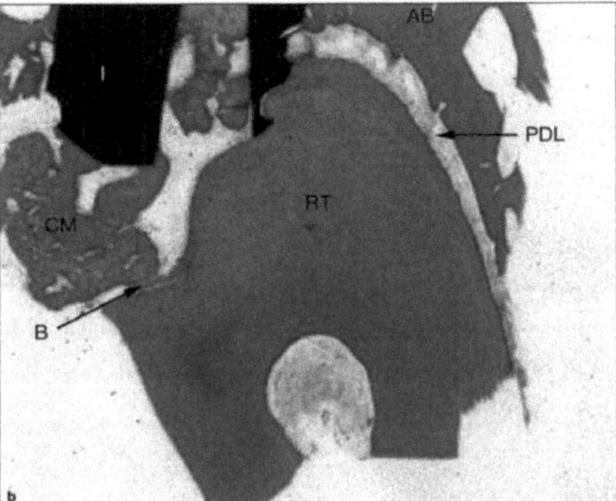

Fig 33 (a) Vista de baixa potência de um implante (I) colocado em fragmentos de raiz retidos. G, gengiva; RT, ponta da raiz; AB, osso alveolar. *(b)* Vista de maior ampliação mostrando o ligamento periodontal (PDL), um material semelhante ao cemento (CM) e uma ponte (B) ligando o material semelhante ao cemento e o cemento na ponta da raiz

Figura-fonte 2-31 Louie Al Faraje Complicações cirúrgicas em imagiologia oral

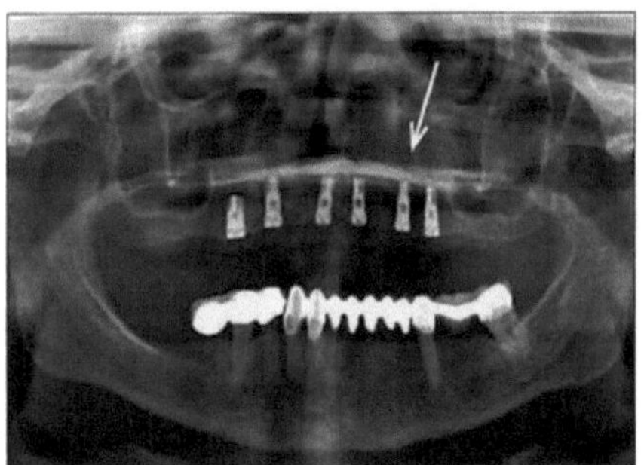

Fig. 34 Imagem de TC panorâmica pós-operatória de 1 ano de seis implantes colocados no maxilar O acessório que substitui o primeiro pré-molar esquerdo *(seta)* foi colocado em simultâneo com a remoção de um fragmento de raiz. A área estava assintomática 1 ano após a cirurgia

Figura-fonte 2-32 Louie Al Faraje Complicações cirúrgicas em imagiologia oral

Prevenção

Se se suspeitar de uma raiz retida no local planeado antes da colocação do implante, deve ser obtida uma TAC para identificar a sua localização e tamanho exactos, e deve ser realizada a remoção da ponta da raiz seguida de ROG. A colocação do implante pode ser efectuada 2 a 4 meses após a remoção da ponta da raiz retida. Nalguns casos, pode conseguir-se a colocação simultânea de implantes e a remoção dos fragmentos de raiz retidos[30]

Gestão

Se uma ponta de raiz adjacente a um implante for descoberta no pós-operatório, o implante deve ser observado para detetar possíveis reacções inflamatórias (LIP ou peri-implantite), e deve ser seguido um ou mais dos protocolos de tratamento abaixo:[30]

- Antibioticoterapia sistémica para eliminar a inflamação e a infeção
- Recuperação cirúrgica do fragmento de raiz juntamente com o implante
- Recuperação cirúrgica do fragmento de raiz retido, excisão dos tecidos infectados e ROG no defeito ósseo
- Retirada cirúrgica do fragmento de raiz retido e do implante, seguida da colocação de um implante de corpo largo com aloenxerto ósseo desmineralizado liofilizado misturado com tetraciclina[30]

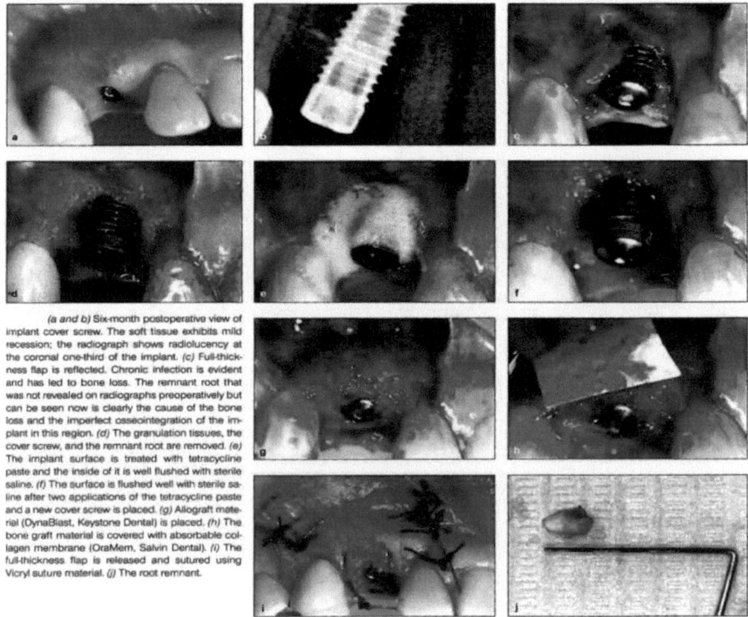

fig. 35(a a i) retrivalização do remanescente radicular

Figura-fonte 2-33 Complicações cirúrgicas de Louie Al Faraje em Imaginologia Oral

i. SOBREAQUECIMENTO DO OSSO DURANTE A PERFURAÇÃO

Em implantologia dentária, a progressão da cicatrização óssea determina o resultado do implante. Uma análise mais aprofundada dos fenómenos de osseointegração revelou que este conjunto complexo de eventos pode ser ameaçado pelo calor de fricção gerado durante a perfuração do local do implante. Foi relatado que o calor prejudica a atividade de renovação do tecido ósseo, causando hiperemia, necrose, fibrose, degeneração osteocítica e aumento da atividade osteoclástica[31]

Factores que afectam a produção de calor

Durante a perfuração do local do implante Geralmente, a quantidade de calor gerado por fricção está diretamente relacionada com a magnitude da força (pressão), o tamanho e a forma da broca e o tempo de perfuração. Além disso, embora o contacto íntimo entre a broca e a parede óssea seja obrigatório, é normalmente considerado a principal razão para a geração de calor.[31]

1. **Pressão aplicada à broca**

. Pouca atenção tem sido dada à quantidade de pressão que o operador coloca na peça de mão e ao calor de fricção resultante gerado

2. **Perfuração graduada versus perfuração num só passo**

. A perfuração para alargar o local até ao diâmetro exato do futuro implante pode ser realizada de uma só vez ou gradualmente. Foi recomendada a perfuração numa única etapa para a colocação de parafusos para fixação de placas, utilizando uma broca de torção única a uma velocidade de 20.000 rpm para preparar o local para o diâmetro final do parafuso

3. **. Perfuração intermitente versus contínua.**

A perfuração do osso implica a utilização de irrigação, interna ou externa, para reduzir o calor gerado. Devido ao contacto íntimo presente na interface osso-broca, a solução de irrigação tem de reduzir a temperatura ao longo de todo o comprimento da parede óssea.

4. **Velocidade de perfuração.**

Foram realizados diferentes estudos clínicos e experimentais para avaliar o papel da velocidade de perfuração, no entanto, esta questão continua a ser debatida. Agren e Agren e Arwill, bem como outros, não registaram qualquer diferença substancial entre a cicatrização e a reparação óssea

5. **Tempo.**

O tempo pode ser considerado como o tempo de perfuração, ou o tempo necessário para que a peça aquecida volte à sua temperatura normal. O tempo de perfuração é sempre diretamente proporcional à quantidade de calor de fricção gerado.

Factores relacionados com o fabricante

6. **Conceção da broca e geometria da flauta.**

Os implantes de forma radicular variam consideravelmente em termos de design por razões biológicas e mecânicas. Uma vez que o resultado final da cascata de perfuração tem de ser um leito ósseo recetor com o mesmo diâmetro e forma do implante proposto, as brocas seguem normalmente o esqueleto morfológico e topográfico do implante

7. **Sistemas de irrigação.**

São frequentemente utilizados dois tipos de sistemas de irrigação: interno e externo. Estudos comparativos in vitro demonstraram que, sem irrigação, é normalmente atingida uma temperatura acima do nível crítico

8. **Diâmetro da broca.**

Uma análise cuidadosa dos dados publicados revela que, normalmente, as brocas de maior diâmetro são acompanhadas de menos calor do que as mais pequenas. Um estudo demonstrou que o tempo necessário para a temperatura voltar à linha de base era duas vezes maior para uma broca de 2 mm em comparação com uma broca de 3,3 mm de diâmetro. Yacker e Klein relataram que uma broca de 2 mm produz menos calor em comparação com uma broca de 3 mm, mesmo com um aumento na profundidade[31]

Factores relacionados com a espessura cortical do local recetor. Para que um implante seja estável, deve envolver o osso cortical em cada local preparado.78 No entanto, no osso esponjoso, a taxa máxima de penetração vascular foi estabelecida em 0,5 mm por dia, em comparação com 0,05 mm por dia no osso cortical

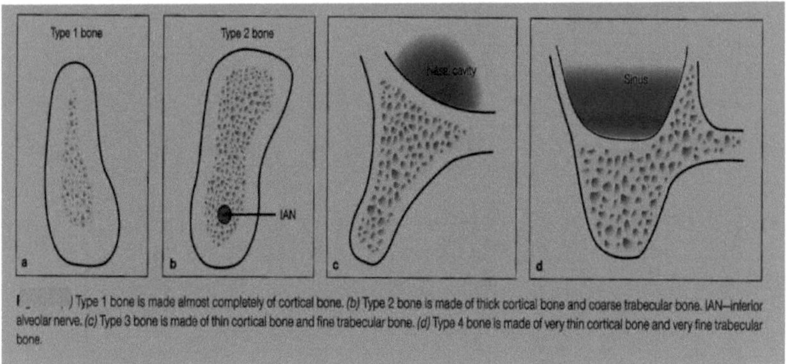

Fig 36-(a a d)tipo de osso de acordo com a espessura do osso cortical

Figura-fonte 2-44 Louie Al Faraje Complicações cirúrgicas em imagiologia oral

Local cicatrizado versus local a cicatrizar. Nos últimos anos, tem sido dada uma atenção considerável à colocação de implantes dentários em locais de extração recentes, de modo a reduzir o tempo de tratamento e a tirar partido do processo de reparação do alvéolo de extração.

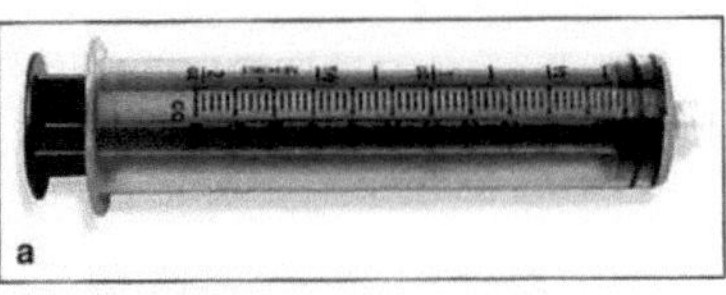

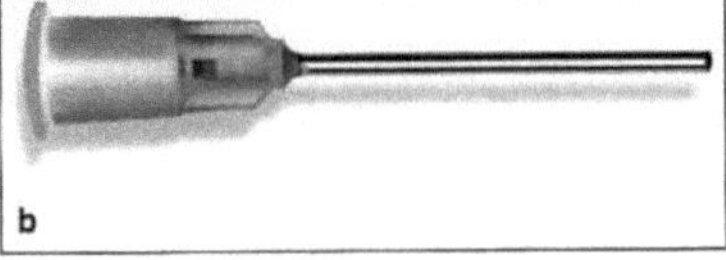

A 60-mL syringe *(a)* or blunt irrigation catheter *(b)* can be used as an additional source of external irrigation when needed.

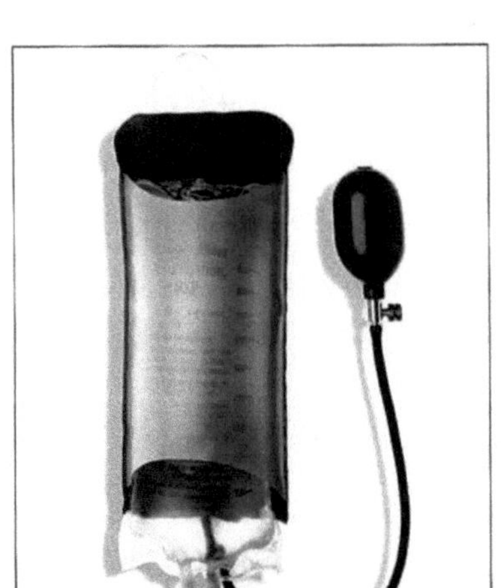

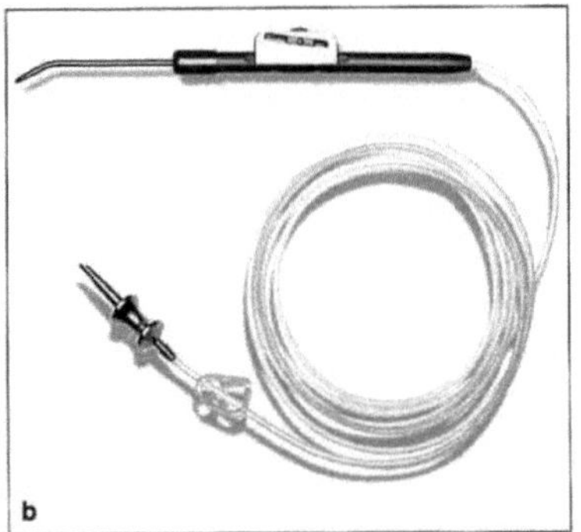

Pressure cuff with saline or sterile water bag *(a)* or fingertip irrigation control *(b)* system can be mounted on a stand and used as a source of secondary external irrigation.

Fig 37(a b)Sistema de irrigação

Figura-fonte 2-47 Louie Al Faraje Complicações cirúrgicas em imagiologia oral

Profundidade de perfuração. A profundidade do local de receção é normalmente determinada por vários factores. O efeito da profundidade de perfuração e do calor de fricção tem sido objeto de atenção por parte de diferentes autores.

Factores relacionados com o doente Idade.

Os implantes dentários foram inicialmente utilizados para a reabilitação de pacientes geriátricos (edentulismo completo). Atualmente, a sua aplicação foi alargada a situações de desdentados parciais e à substituição de um único dente. Está bem documentado que, em pacientes idosos, ocorrem determinadas alterações fisiológicas. As estruturas ósseas tendem a tornar-se mais densas e mais frágeis; o espaço da cavidade medular aumenta mais rapidamente, resultando numa diminuição líquida da espessura e massa corticais; e a capacidade de cicatrização é geralmente prejudicada. Para além disso, o envelhecimento ósseo é caracterizado pelo aumento da cristalinidade da matriz mineral óssea, correspondendo a um aumento de tamanho e melhoria[31]

Densidade e textura óssea. A densidade do osso varia normalmente de pessoa para pessoa, de osso para osso no esqueleto e de local para local no mesmo osso. Relativamente ao efeito da densidade na temperatura gerada, Yacker e Klein referiram que a densidade óssea é um indicador muito mais importante da temperatura da broca do que a profundidade da osteotomia. A sua conclusão baseou-se num estudo in vitro realizado em blocos de osso bovino, no qual foram observadas diferenças acentuadas de temperatura entre a cortical e a esponjosa, independentemente da profundidade do corte de perfuração entre a cortical e a esponjosa, independentemente da profundidade do corte de perfuração[31]

Observações biológicas

Nas fases iniciais da cicatrização, um implante dentário está associado a uma zona necrótica resultante da perfuração óssea. Com a presença desta zona, os implantes dentários não se osseointegram até que ocorra a substituição total por osso saudável vital, um processo que pode demorar meses a ser realizado. Este fenómeno reparador depende normalmente do estado celular e vascular do osso e não do efeito das ferramentas de perfuração, embora este ponto necessite de maior esclarecimento. Observámos que quase todos os testes biológicos foram efectuados em osso morto (principalmente avaliação histológica e física) ou através de exames vitais em câmaras térmicas (que não avaliam o efeito da perfuração e da batida nos componentes celulares do osso). Os parâmetros de preparação do local parecem necessitar de uma avaliação mais aprofundada[31]

Considerações futuras

A relação entre o calor gerado e a colocação de implantes através da ostectomia por perfuração é de natureza multifatorial e a sua complexidade ainda não foi totalmente compreendida. Apesar do desenvolvimento significativo no domínio das tecnologias microscópicas e de diagnóstico, ainda existe uma escassez de conhecimentos científicos sobre esta questão[31]

j. REMOÇÃO DO LOCAL DO IMPLANTE

A remoção do local pode ocorrer em osso denso quando o médico tenta assentar o implante mais profundamente do que o local de osteotomia preparado. Durante a inserção do implante, o binário atinge níveis elevados e, em seguida, torna-se subitamente muito baixo, o que indica que ocorreu um descolamento e que o implante deve ser removido.

Existem três opções para o tratamento de uma osteotomia desnudada:

1. Abandonar a osteotomia e preparar um novo local (o local original pode ser enxertado).

2. Remover o implante solto e efetuar uma osteotomia mais profunda para um implante mais longo, se o osso disponível o permitir,

Remover o implante e colocar um implante mais largo sem aumentar a osteotomia

Técnica de remoção de implantes de um local desnudado

Para remover o implante, ligar uma coifa de impressão e desenroscar o implante utilizando o corpo da coifa de impressão. Em alternativa, se for fornecido um conjunto de inserção com o implante, este pode ser colocado de novo no implante e utilizado para remoção.

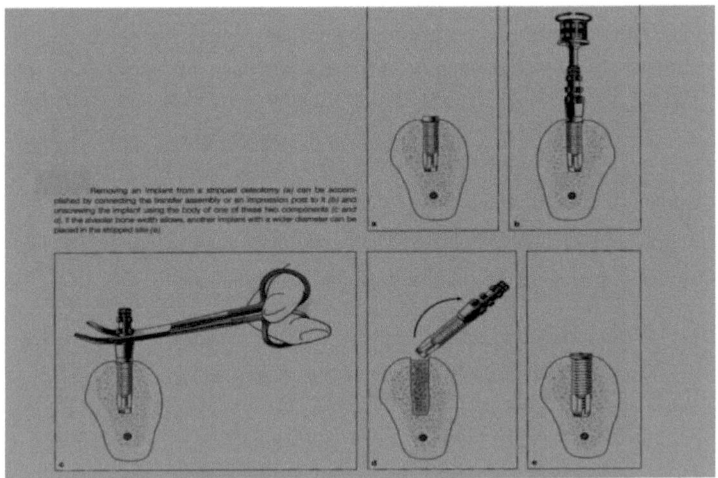

Fig 38 Remoção do implante da osteotomia despojada

Fonte- Fig2-48 Louie Al Faraje Complicações cirúrgicas em Implantologia Oral

k. FRACTURA MANDIBULAR

A mandíbula é o osso facial mais frequentemente fracturado, tendo sido propostos muitos factores que contribuem para as fracturas. Estes incluem, entre outros, o local, a direção e a gravidade da força, bem como o impacto. As tentativas de colocação de implantes em pacientes com mandíbulas severamente atróficas aumentam o risco de fratura, especialmente quando são realizados enxertos monocorticais e cirurgias de divisão de cristas[21]

Em pacientes que apresentam osteomalácia ou osteoporose, a colocação de implantes pode sujeitar o osso frágil a estilhaçar-se devido às forças de carga ou de fricção. Outras razões para a fratura mandibular podem incluir a utilização do implante errado *(por exemplo,* preparação do local de implantação de 10 mm com a intenção de colocar um implante de 12 ou 14 mm). É importante verificar o tamanho/diâmetro do implante antes de abrir a embalagem[21]

Prevenção

- Ao planear o tratamento da colocação de implantes numa mandíbula severamente reabsorvida, deve ser considerada a quantidade de osso necessária para manter a força mandibular, tendo em conta que um aumento do número de implantes aumentará o risco de fratura óssea.[32]

- Deve ser utilizada uma tomografia computorizada da mandíbula para avaliar a altura e a largura do osso disponível e determinar se a anatomia do doente permite a inserção de implantes. Deve estar disponível um mínimo de 10 mm de altura e 5 mm de largura para a colocação de implantes.[32]
- Os médicos devem prestar especial atenção à densidade óssea, especialmente em doentes com osteoporose e osteomalácia.[32]
- Procedimentos como a transposição do nervo alveolar inferior podem tornar mais osso disponível para a inserção de implantes, mas também podem levar a uma fratura porque comprometem a integridade estrutural da mandíbula atrófica.[32]
- Os procedimentos de enxerto ósseo, como o enxerto em bloco e a ROG, podem ser utilizados para aumentar o volume e a resistência do osso antes da inserção de implantes.[32]
- Os implantes devem ser colocados a 10 mm de distância para uma melhor distribuição do stress.[32]
- A utilização de pilares curtos em casos com próteses fixas também pode minimizar a força ou o stress sobre os implantes.[32]
- O aperto excessivo dos implantes durante a colocação pode resultar em tensão ou microfracturas no osso circundante; em mandíbulas com fraca densidade ou mineralização, isto pode predispor a região à fratura.[32]

Durante o período de cicatrização após a colocação ou remoção de implantes, os doentes devem limitar o stress no maxilar com medidas adequadas, como uma dieta suave[32]

Sintomas de fratura da mandíbula

- Dor

- Inchaço com ou sem flutuação
- Presença ou ausência de mobilidade na mandíbula
- Fratura sem história de traumatismo

Gestão

O tratamento das fracturas mandibulares começa sempre com um exame clínico e radiográfico completo e cuidadoso. Os princípios básicos no tratamento de fracturas são a redução anatómica e a imobilização do local fracturado, o restabelecimento da oclusão, a aplicação de uma fixação estável para neutralizar as forças negativas sobre a fratura, o manuseamento suave dos tecidos moles, a prevenção de traumatismos dentários iatrogénicos, a extração de dentes doentes dentro da linha de fratura e a prevenção da elevação excessiva dos tecidos moles[32]

A remoção de um implante numa linha de fratura não é necessária se a estabilização e a fixação puderem ser conseguidas, porque os implantes, que não têm tecido pulpar, têm menos probabilidades de se tornarem um foco de infeção. No entanto, é essencial evitar o movimento ou a exposição do implante durante a redução da fratura. Alteração da oclusão[32]

Também deve ser previsto um tempo de cicatrização adicional antes da cirurgia de dois estágios e da conexão do pilar. Outros factores que influenciam a decisão de manter ou remover um implante numa linha de fratura incluem[32]

- A importância do implante no plano global de tratamento
- A presença ou ausência de infeção
- A mobilidade ou imobilidade do implante

As fracturas de stress minimamente deslocadas que ocorrem durante a fase de cicatrização podem resultar da colocação de implantes num rebordo mandibular edêntulo severamente reabsorvido. Está indicada uma abordagem não cirúrgica no tratamento deste tipo de fratura, uma vez que um procedimento aberto requer uma reflexão extensa do periósteo para fixar rigidamente a fratura, comprometendo o fornecimento de sangue ao local da fratura e prejudicando a cicatrização.[32] Outros métodos de tratamento de uma fratura incluem a redução aberta extra-oral ou intra-oral, placas ósseas reconstrutivas de aço inoxidável (Fig. 2-91), a utilização de enxertos de blocos ósseos corticocanelares aparafusados para colmatar áreas de fratura não consolidadas, talas oclusolinguais e fixação maxilomandibular.

A escolha do tratamento deve basear-se no tipo e localização da fratura e no grau de atrofia. Os doentes com fracturas devem ser observados de perto, devem ser-lhes prescritos antibióticos e instruídos para limitarem os movimentos da mandíbula e seguirem uma dieta suave. [32]

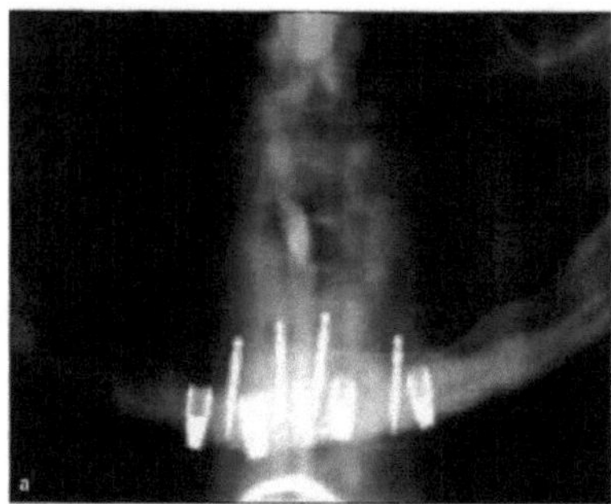

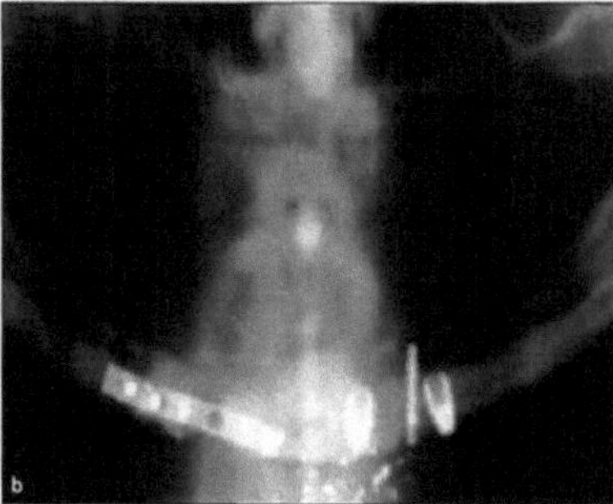

Fig-39 A colocação de vários implantes nesta mandíbula severamente reabsorvida levou a uma fratura mandibular tardia devido à concentração de tensão nas áreas mais enfraquecidas da mandíbula. *(b)* Os implantes localizados na linha de fratura ou perto dela foram removidos e o local da fratura foi imobilizado com uma placa reconstrutiva de aço inoxidável.[32]

Fonte- Fig2-291 Louie A1 Faraje Complicações cirúrgicas em Implantologia Oral

l. PERFURAÇÃO DO PAVIMENTO NASAL

Um planeamento de tratamento inadequado para a colocação de implantes na região anterior do maxilar pode levar à perfuração do pavimento nasal se o osso alveolar for deficiente em altura ou se, num caso de colocação imediata de implantes, não existir osso suficiente apicalmente às cavidades dos dentes extraídos.

Um estudo de Branemark et al" não encontrou complicações secundárias à penetração acidental de implantes na cavidade nasal, desde que o implante estivesse suficientemente estabilizado no osso[33]

Sintomas

A perfuração mínima do pavimento nasal pode não ser acompanhada de quaisquer sintomas A hemorragia é uma sequela rara mas possível da perfuração do pavimento nasal com um instrumento rotativo. O fornecimento de sangue arterial à cavidade nasal provém das artérias carótidas externa e interna". Outros sinais de perfuração são o inchaço e a dor pós-operatórios [33]

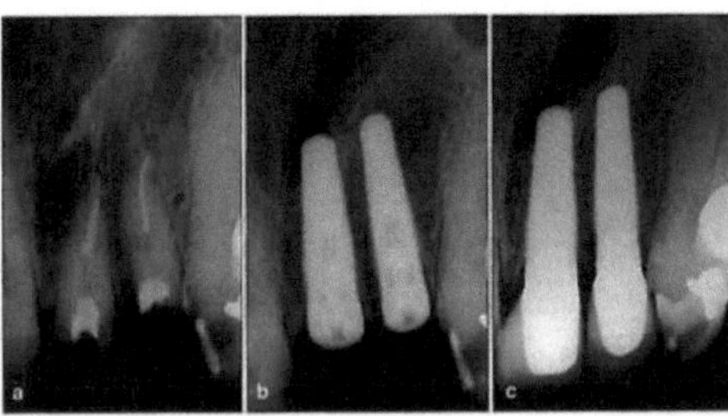

Fig. 40 - Colocação de dois implantes imediatos na região anterior da maxila. O implante que substituiu o incisivo central direito penetrou no pavimento nasal. Foi tomada a decisão clínica de deixar o implante osseointegrar e observar a área para quaisquer possíveis reacções adversas. (c) Um ano após a colocação, a radiografia não mostra qualquer reação adversa. Esta complicação desnecessária poderia ter sido evitada através da seleção de um implante mais curto

Fonte- Fig2-54 Louie A1 Faraje Complicações cirúrgicas em Implantologia Oral

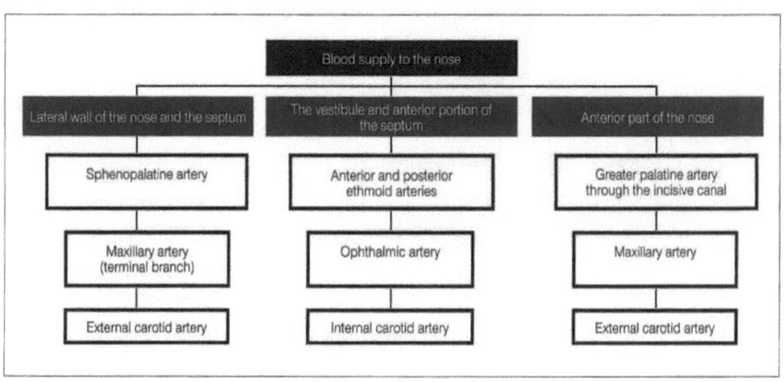

Fig 2-55 Flow chart describing how blood is supplied to the nose.

Quadro n.º 5-: irrigação sanguínea do nariz

Fonte- Fig2-551 Louie A1 Faraje Complicações cirúrgicas em Implantologia Oral

Prevenção e gestão

Quando o rebordo alveolar maxilar anterior tem menos de 10 mm de altura, a elevação do pavimento nasal com aumento ósseo está indicada para proporcionar osso adequado para a colocação do implante. A mucosa nasal espessa é resistente a lesões e pode ser previsivelmente elevada 3 a 5 mm. Devem ser prescritos antibióticos, medicamentos anti-inflamatórios e um colutório de clorexidina para reduzir a incidência de infeção. O doente deve ser aconselhado a evitar assoar o nariz, fumar ou tossir com a boca fechada[33]

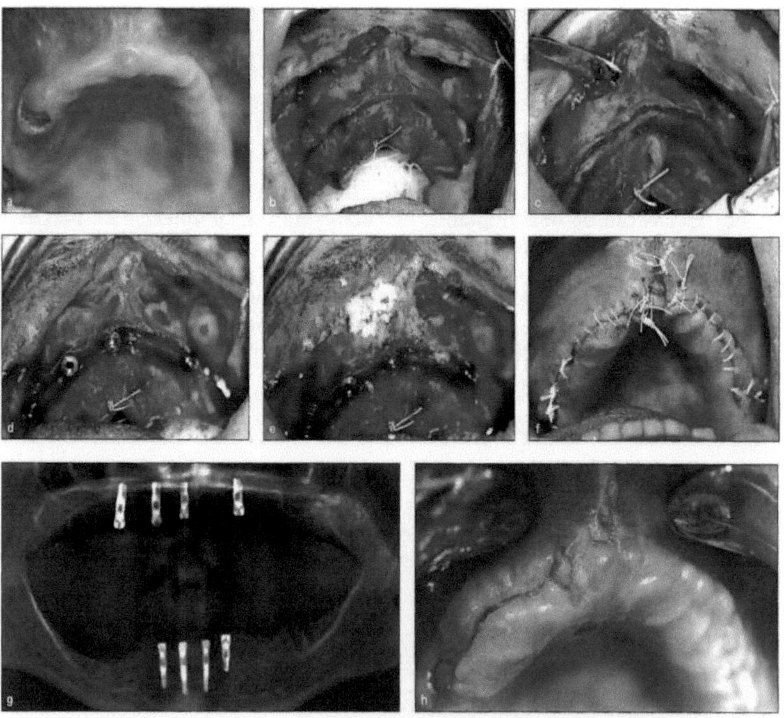

(a) Patient with advanced ridge atrophy (in height and width). *(b)* A full-thickness flap is elevated. *(c)* The mucosa is reflected off the nasal spine and the anterior part of the nasal floor. *(d)* Implants are placed. *(e)* Bone graft material (a combination of autogenous bone and Bio-Oss) is placed. *(f)* Primary incision line closure is obtained using PTFE suture material. *(g)* Immediate postoperative radiograph. *(h)* Clinical situation 2 weeks postoperative.

Fig- 41-(a-h) paciente com atrofia avançada da crista e seu tratamento

Fonte- Fig2-56 Louie A1 Faraje Complicações cirúrgicas em Implantologia Oral

m. PERFURAÇÃO DO SEIO MAXILAR

Atualmente, a reabilitação através de implantes protéticos, mesmo em áreas edêntulas do maxilar superior afectadas por atrofias ósseas graves, é uma necessidade incontornável que leva ao desenvolvimento de técnicas regenerativas padronizadas, previsíveis e seguras. A elevação do seio maxilar é um procedimento cirúrgico que aumenta verticalmente o volume ósseo disponível nas áreas laterais-posteriores do maxilar, dando a possibilidade de colocar implantes osseointegrados. Graças especialmente às amplas indicações da literatura, este procedimento representa um excelente potencial para a resolução das atrofias ósseas associadas ao edentulismo. No entanto, este tipo de intervenção ainda é caracterizado por complicações, muitas vezes previsíveis e, no entanto, inevitáveis, colocando limitações à sua aplicação com sucesso[34]

Causas da perfuração do seio

i) hemorragia, principalmente devido a lesões da artéria intramural, uma anastomose entre a artéria infra-orbital e a artéria alveolar superior posterior, frequentemente localizada no local em que o cirurgião faz a janela óssea para alcançar a cavidade antral

ii) Laceração da membrana Schneideriana, que ocorre habitualmente com uma incidência compreendida entre 7% e 35% dos casos

Estes podem ocorrer em diferentes fases do procedimento: durante a preparação da antrostomia, durante a remoção ou reviramento da janela óssea, durante o levantamento da membrana ou aquando da colocação do enxerto. Além disso, existem alguns factores de risco anatómicos, tais como: Os septos de Underwood, que são paredes ósseas que dividem o seio, geralmente com um progresso vertical; o ângulo entre as paredes vestibular e palatina da cavidade antral, analisado em cortes tomográficos perpendiculares, principalmente quando abaixo de 30°; irregularidades do assoalho do seio devido à protrusão dos perfis radiculares; cirurgia sinusal prévia; altura diminuída do rebordo alveolar residual.[34]

Classificação

I. Perfuração durante a osteotomia

Os factores que afectam são -a. Instrumentação

-Brocas de diamante e carboneto

-Atropelamento por esmagamento

b. espessura da membrana".

2. Perfuração durante a elevação

a. dimensão da janela de acesso
b. largura do seio

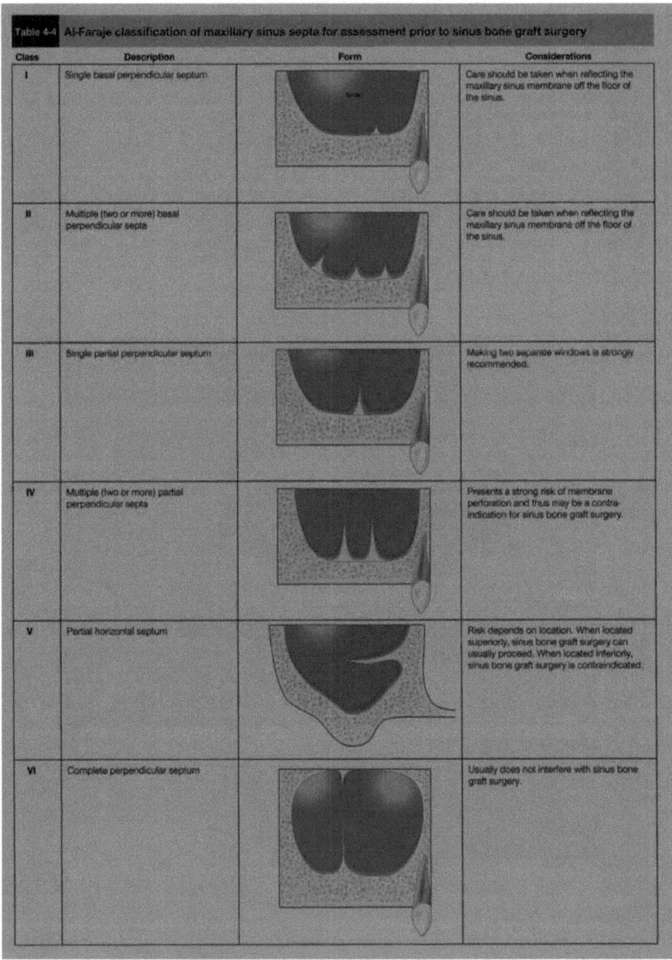

Table 4-4 Al-Faraje classification of maxillary sinus septa for assessment prior to sinus bone graft surgery

Class	Description	Form	Considerations
I	Single basal perpendicular septum		Care should be taken when reflecting the maxillary sinus membrane off the floor of the sinus.
II	Multiple (two or more) basal perpendicular septa		Care should be taken when reflecting the maxillary sinus membrane off the floor of the sinus.
III	Single partial perpendicular septum		Making two separate windows is strongly recommended.
IV	Multiple (two or more) partial perpendicular septa		Presents a strong risk of membrane perforation and thus may be a contra-indication for sinus bone graft surgery.
V	Partial horizontal septum		Risk depends on location. When located superiorly, sinus bone graft surgery can usually proceed. When located inferiorly, sinus bone graft surgery is contraindicated.
VI	Complete perpendicular septum		Usually does not interfere with sinus bone graft surgery.

Tabela 7-A1 classificação de faraje dos septos do seio maxilar para avaliação antes da cirurgia de enxerto ósseo do seio.

Fonte- tab4-4 Louie Al Faraje Complicações cirúrgicas em Implantologia Oral

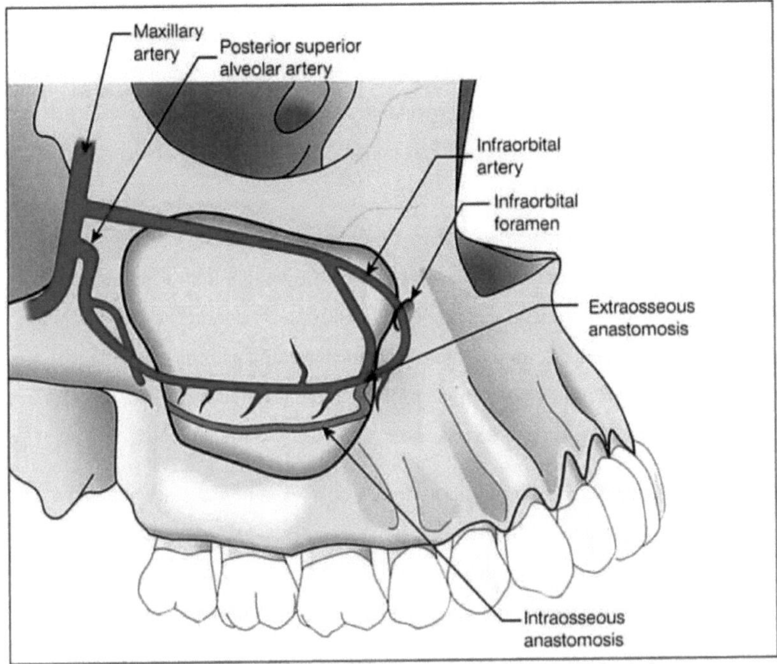

The infraorbital artery and the posterior superior alveolar artery often form an extraosseous anastomosis and almost always form an intraosseous anastomosis in an area located an average of 19 mm from the alveolar margin.

Fig 42 - Anastomose da artéria alveolar superior posterior e da artéria infra-orbital

Fonte- fig4-26 Louie A1 Faraje Complicações cirúrgicas em Implantologia Oral

GESTÃO

A classe 1 identifica as perfurações de tamanho inferior a 5 mm que se estendem até ao bordo superior da antrostomia, para as quais é simplesmente necessário um descolamento adicional da membrana para permitir a selagem dos retalhos lesionados[34]

A classe 2A descreve lacerações localizadas nos limites da osteotomia, delimitadas por pelo menos 4-5 mm de tecido intacto, com a sugestão de alargar os limites da janela óssea e de aplicar uma membrana reabsorvível em caso de falha na selagem das margens da perfuração [34]

As classes 2B e 3 correspondem, respetivamente, a lacerações que se desenvolvem lateralmente a partir da antrostomia , delimitadas por menos de 4-5 mm de tecido intacto, e a lesões centrais, muitas vezes pré-existentes e determinadas por avulsão dentária anterior ou fístulas oroantrais. Estas últimas podem ser tratadas com o mesmo tratamento, conhecido como Técnica de Pouch modificada[34]

A técnica original, conhecida como "Loma Linda Pouch", consiste em cobrir todo o seio com uma membrana de colagénio que simula a membrana natural, sendo o material de enxerto completamente coberto no seu centro através da dobragem da membrana na parede lateral. No entanto, desta forma, é criada uma barreira externa que isola totalmente o biomaterial do fornecimento de sangue proveniente das paredes do seio, representando assim um obstáculo à maturação do enxerto e ao processo de recuperação.

No método modificado, a cobertura das paredes do seio continua a ser efectuada com o apoio de uma membrana reabsorvível localizada apenas na superfície da membrana Schneideriana, deixando as paredes ósseas livres para que o fornecimento de sangue proveniente do osso possa favorecer a vascularização e, assim, a integração do enxerto neste espaço virtual.

Além disso, nesta técnica, a membrana reabsorvível é fixada no bordo superior da antrostomia através de pinos de titânio ou de aço cirúrgico antes de ser reinserida na cavidade sinusal; uma segunda membrana é posicionada externamente na antrostomia, para proteger ainda mais o biomaterial. Foi demonstrado que a proteção da janela osteotómica aumenta a sobrevivência do implante se forem respeitados alguns pré-requisitos: estabilidade da membrana, esterilidade e coesão óptima, compacidade e facilidade de utilização do material de enxerto[34]

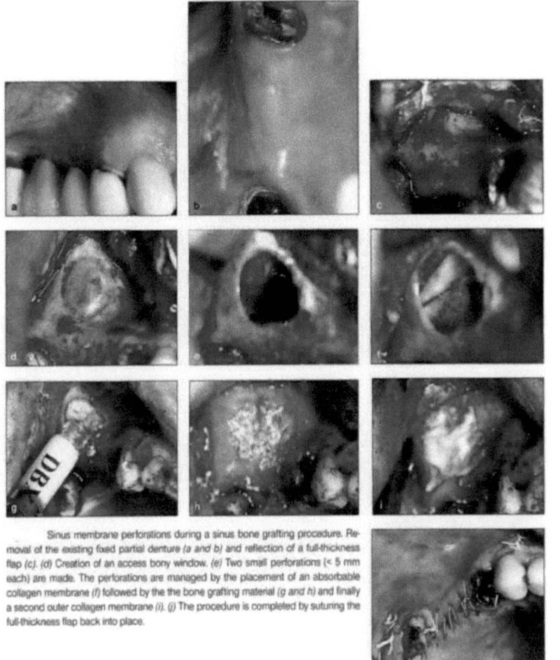

Fig. 43 (a a j) Perfuração da membrana solar e colocação de enxerto

Fonte- fig4-33 Louie Al Faraje Complicações cirúrgicas em Implantologia Oral

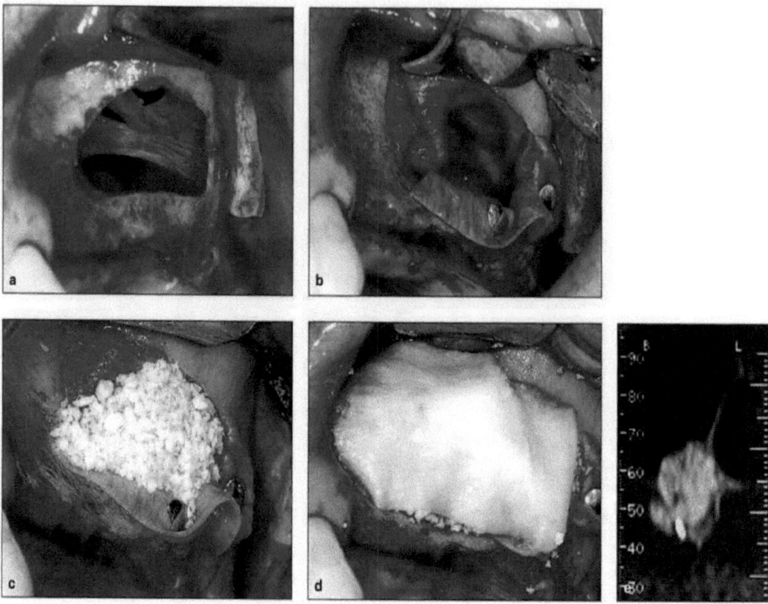

(a) A large membrane perforation is managed by the placement of an absorbable collagen membrane inside the sinus, which is *(b)* affixed with titanium pins on the outer surface. The bone graft material is then placed inside the formed pouch *(c)* before a second membrane is placed *(d)*. *(e)* The 6-month postoperative 3D image shows the level of bone graft fill. (Reprinted from Testori and Wallace[29] with permission.)

Fig 44 (a a e) Tratamento de uma perfuração grande da membrane

Fonte- fig4-34 Louie A1 Faraje Complicações cirúrgicas em Implantologia Oral

n. LESÃO DAS NERVURAS

Foram registadas lesões do nervo alveolar inferior e, menos frequentemente, do nervo lingual, que são motivo de preocupação quando são colocados implantes mandibulares posteriores. O tratamento destas lesões baseia-se no grau de lesão do nervo. A prevenção pode ser simplificada através de um planeamento pré-operatório cuidadoso [22]

A incidência média de perturbações neurosensoriais após a cirurgia de implante foi de 6,1% (Goodacre et al., 1999) a 7% (Goodacre et al., 2003), com uma variação entre 0,6% e 39%. As lesões nervosas podem ter resultados que vão desde uma ligeira parestesia a uma anestesia completa ou mesmo a uma disestesia incapacitante.

Causas de lesões nervosas

As possíveis causas de lesão do nervo incluem um mau desenho do retalho, reflexão traumática do retalho, injeção intraneural acidental, tração no nervo mental num retalho elevado, penetração da preparação da osteotomia e compressão do corpo do implante no canal (Misch & Wang, 2008). As lesões nervosas podem ser causadas indiretamente por edema intra-alveolar pós-cirúrgico ou hematomas que produzem um aumento temporário da pressão, especialmente no interior do canal mandibular. Os traumas diretos são as causas mais frequentes de lesão nervosa, podendo ocorrer através de cinco mecanismos: compressão, estiramento, corte, sobreaquecimento e punção acidental (Annibali et al., 2009). Por fim, a pressão prolongada da neurite pode levar à degeneração permanente do nervo afetado (Park & Wang, 2005). O nervo mental corre um risco particular de lesão iatrogénica porque surge de forames assimétricos e forma uma alça côncava anteriormente. Em pacientes edêntulos, ele pode estar muito próximo da superfície óssea ou do topo da crista [35]

Sintomas de lesões nervosas

A lesão do nervo pode causar uma das seguintes condições: parestesia (sensação de dormência), hipoestesia (sensação reduzida), hiperestesia (aumento da sensibilidade), distese (sensação dolorosa) ou anestesia (perda completa da sensibilidade) dos dentes, do lábio inferior ou da pele e mucosa circundantes (Greenstein & Tarnow, 2006 como citado em Sharawy & Misch,1999). [35]

CLASSIFICAÇÃO

Neurapraxia	There is no loss of continuity of the nerve; it has been stretched or has undergone blunt trauma. The parasthesia will subside, and feeling will return in days to weeks.
Axonotmesis	Nerve is damaged but not severed; feeling returns within 2 to 6 months.
Neurotmesis	Severed nerve; poor prognosis for resolution of parasthesia.

Table 2. Classification of nerve injuries (Greenstein & Tarnow, 2006 as cited in Jalbout & Tabourian, 2004)

Quadro n.º 8 - Classificação das lesões nervosas

Fonte- Sugwan Kim intechopen.com

PREVENÇÃO

Be sure to include nerve injury as an item in the informed consent document. Measure the radiograph with care. Apply the correct magnification factor. Consider the bony crestal anatomy: If the ridge is thin buccolingually, is this useless bone or should an augmentation procedure be done? Is the buccolingual position of the crestal peak of bone influencing the measurement of available bone? Consider the buccolingual position of the nerve canal.	Use coronal true-size tomograms where needed. Allow a 1 to 2 mm safety zone. Use a drill guard. Take care with countersinking not to lose support of the crestal cortical bone. Use the aforementioned formula to calculate implant length. Keep the radiograph and the calculation in the patient's chart as powerful evidence of meticulous patient care.

Recommendations to avoid nerve injuries during implant placement (Worthington, 2004)

Quadro n.º: 9

Fonte- Sugwan Kim intechopen.com

MODO DE GESTÃO

Se um implante estiver em risco de violar o canal, a sua profundidade deve ser diminuída no osso (ou seja, desaparafusando-o algumas voltas) e deixada aquém do canal ou removida. Uma vez que a alteração da sensação pode ser devida a uma reação inflamatória, deve ser prescrito um tratamento com esteróides ou uma dose elevada de medicamentos anti-inflamatórios não esteróides (por exemplo, ibuprofeno [800 miligramas] três vezes por dia) durante três semanas (Kraut & Chahal, 2002). Medicamentos adjuvantes como o clonazepam, a carbamazepina ou a vitamina do complexo B podem aliviar a neurite através das suas conhecidas acções anti-inflamatórias neuronais.[35]

Se for observada uma melhoria às três semanas com base num exame neurossensorial repetido, o clínico pode prescrever mais três semanas de tratamento com medicamentos anti-inflamatórios. No entanto, se a melhoria se mantiver, o doente deve ser encaminhado para um microneurocirurgião (Kraut & Chahal, 2002).[35]

O paciente deve ser encaminhado para microcirurgia se a anestesia total persistir, ou se após 16 semanas, a disestesia continuar (Misch & Wang, 2008, como citado em Day, 1994; Nazarian et al., 2003). Muitos estudos relataram respostas favoráveis dos pacientes às reparações do nervo alveolar inferior. Todos enfatizaram a necessidade de reparação antes da ocorrência da degeneração Walleriana da porção distal do nervo alveolar inferior; como esta degeneração é um processo lento, a reparação é possível quatro a seis meses após a ocorrência da lesão (Kraut & Chahal, 2002).[35]

NERVO ALVEOLAR INFERIOR

Os seguintes passos devem ser tomados para minimizar a possibilidade de lesão do nervo alveolar inferior:[36]

- Utilização de imagens de tomografia computadorizada para determinar a distância exacta entre o bordo superior do canal alveolar inferior e a crista óssea no local planeado para o implante
- Manutenção de uma margem de segurança de 2 mm entre a extremidade apical do implante e o bordo superior do canal alveolar inferior
- Utilização de um guia cirúrgico gerado por computador, como o SurgiGuide (Materialise), para colocar os implantes da forma mais segura e exacta possível
- Compensação do ligeiro comprimento adicional da broca (as brocas para a maioria dos sistemas de implantes são aproximadamente 0,5 a 1,0 mm mais compridas do que o implante que está a ser colocado), especialmente quando se perfura perto de estruturas anatómicas vitais
- Utilização, sempre que possível, de rolhas de perfuração para evitar a penetração excessiva da broca.

NERVE MENTAL

Várias considerações cirúrgicas importantes evitarão danos ao nervo mental:[36]

- A broca piloto deve penetrar na crista óssea 7 a 8 mm antes do aspeto mais mesial do forame mental para evitar a penetração da broca através da ansa anterior (ansa anterior de 3 mm + zona de segurança de 2 mm + raio do implante)
- As incisões de libertação de retalho mesiais ao nervo mental devem terminar imediatamente acima da junção mucogengival. Numa mandíbula com reabsorção extensa, o forame mentoniano pode estar localizado na crista da crista.

Quando isso acontece, a incisão da crista deve ser colocada em direção à lingual e o retalho de espessura total deve ser cuidadosamente refletido até o forame ser identificado. Em algumas situações, um

Deve ser seguido *um protocolo de inserção sem retalhos* para evitar danificar o nervo mental e os seus ramos.

NERVE LINGUAL

Prevenção de lesões

A transecção do nervo lingual irá anestesiar a língua, diminuir o fluxo de saliva da glândula submandibular e afetar o paladar. Isto pode ser evitado através de:[36]

- Colocação da incisão de libertação distal a 30 graus na direção vestibular na área da almofada retromolar para evitar a transecção do nervo lingual caso este atravesse a almofada retromolar

- Reflexão cuidadosa e suave do retalho lingual na região posterior da mandíbula

Evitar a incisão de libertação lingual

CANAL INCISIVO E NERVO MANDIBULAR

Prevenção de lesões

O canal incisivo deve ser tido em consideração no planeamento do tratamento com implantes na zona intraforaminal[36]

GESTÃO DE LESÕES NERVOSAS

Se existir a preocupação de que tenha ocorrido uma lesão do nervo durante a colocação do implante, a situação deve ser avaliada logo após a lesão. Em primeiro lugar, deve ser efectuada uma TAC para determinar se a alteração da sensibilidade se deve ao impacto do implante ou se é uma sequela da manipulação dos tecidos moles e do edema. Se o implante em si parecer ser a causa da alteração da sensibilidade, deve ser removido. Se, no entanto, o problema for a pressão sobre o nervo devido à compressão óssea pelo implante, esta pode ser aliviada retirando o implante 1 a 2 mm. Uma vez que a alteração da sensibilidade pode ser causada por uma reação inflamatória, pode ser necessário um tratamento de 3 semanas com um medicamento anti-inflamatório esteroide ou não esteroide, como o ibuprofeno de 800 mg. Se for registada uma melhoria, o médico pode prescrever mais 3 semanas de tratamento anti-inflamatório.[36]

Do ponto de vista médico, é importante documentar o nível de disfunção do paciente após a lesão, de preferência no dia seguinte à cirurgia, quando os efeitos da anestesia já tiverem passado. A área de diminuição ou alteração da sensibilidade deve ser delineada e descrita em pormenor, incluindo o seu tipo e duração e os factores suspeitos (por exemplo, anestesia, reflexão do retalho, compressão da colocação do implante). Se se suspeitar de uma lesão do nervo lingual, a sensação gustativa pode ser testada com sal e açúcar. Na suspeita de lesões dos nervos alveolar inferior e mental, a sensibilidade do lábio e da gengiva pode ser testada com um cotonete, a sensibilidade térmica com gelo e uma pega de espelho aquecida e a capacidade de distinguir a direção do movimento com um pincel suave no lábio e no queixo com os olhos fechados. O exame deve ser repetido após 1 mês. Nesta altura, a perda total da sensibilidade, a diminuição da sensibilidade ou a dor espontânea são sinais de que é pouco provável que a sensibilidade normal regresse espontaneamente. Está indicado o encaminhamento imediato para um microneurocirurgião. Se for observada uma melhoria nas consultas de seguimento, pode ser concedido mais tempo para a resolução espontânea - até 4 meses - antes da intervenção cirúrgica.[36]

O objetivo do encaminhamento precoce é permitir que o paciente seja submetido ao reparo do nervo dentro de 4 meses após a lesão, minimizando assim a degeneração distal do nervo.[24] Robinson e colegas[25] estudaram 53 pacientes que foram submetidos ao reparo do nervo lingual. Eles relataram que os pacientes geralmente consideraram o procedimento válido, conforme indicado por uma pontuação média de 7 em uma escala de 0 (nenhuma alteração) a 10 (função normal do nervo).[36]

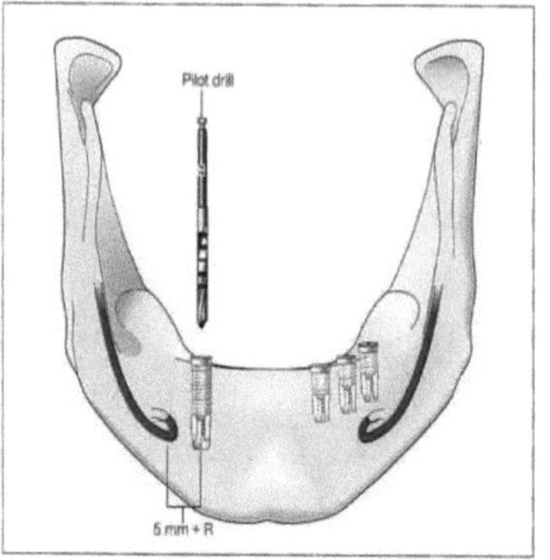

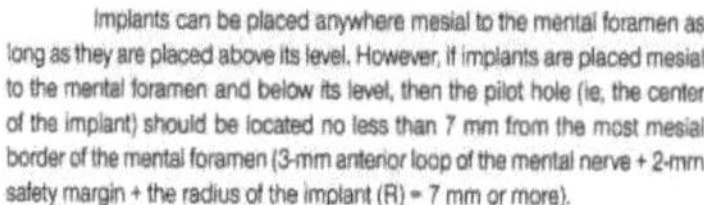
Implants can be placed anywhere mesial to the mental foramen as long as they are placed above its level. However, if implants are placed mesial to the mental foramen and below its level, then the pilot hole (ie, the center of the implant) should be located no less than 7 mm from the most mesial border of the mental foramen (3-mm anterior loop of the mental nerve + 2-mm safety margin + the radius of the implant (R) = 7 mm or more).

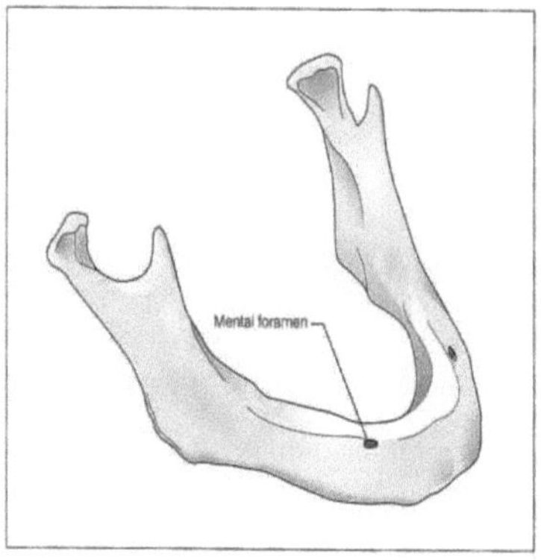

In a severely resorbed mandible, the mental foramen may be located on the crestal ridge. This should be taken into consideration if a midcrestal incision is to be made.

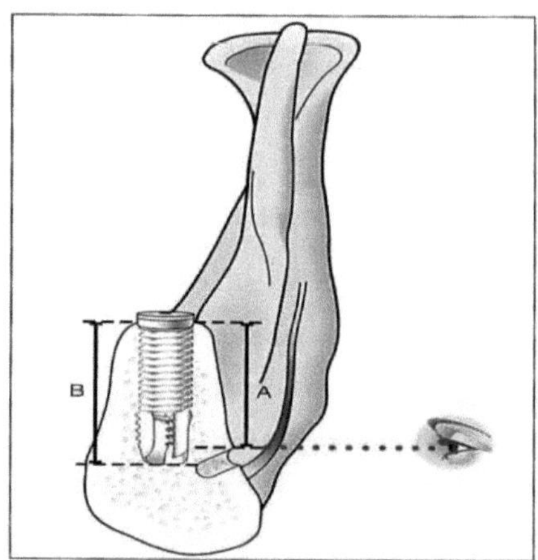

Distance A is the height of the available bone as seen on a panoramic radiograph. However, in reality (and as can be seen on a cross-sectional CT view), the actual distance (B) is greater because the inferior alveolar nerve rises as it approaches the mental foramen (compared with its height in the molar region).

Fig 45 (a a c) Colocação do implante no nervo de passagem

Fonte- fig2-15 Louie A1 Faraje Complicações cirúrgicas em Implantologia Oral

o. Hemorragia

As complicações na cirurgia de implantes dentários são pouco frequentes e normalmente autolimitadas, fazendo com que a técnica se torne um procedimento quase rotineiro. No entanto, têm sido descritas complicações hemorrágicas imediatas que, embora pouco frequentes, podem ser graves, nomeadamente no pavimento da boca. Alguns casos podem mesmo colocar a vida em risco, exigindo tratamento de emergência a nível hospitalar[37]

Os ramos das artérias sublingual e submental que irrigam a zona lingual da mandíbula estão localizados perto da placa cortical lingual. Este facto implica um risco acrescido de hemorragia se o osso cortical lingual for danificado durante a perfuração ou colocação do implante. A hemorragia profusa é menos comum no maxilar superior, e apenas um artigo até à data relatou hemorragia importante após cirurgia de levantamento do seio maxilar com colocação imediata de implantes É necessário um planeamento adequado da cirurgia, com conhecimento profundo das caraterísticas anatómicas da zona cirúrgica, e a utilização de técnicas complementares como a tomografia computorizada de feixe cónico (TCFC), de forma a evitar possíveis situações de risco. No entanto, apesar destas precauções, alguns doentes apresentam um risco acrescido de hemorragia devido a variantes anatómicas fisiológicas. Foram publicadas duas revisões sobre complicações hemorrágicas associadas à colocação de implantes: uma na zona anterior da mandíbula e outra na região geral da boca[37]

Gestão

O clínico deve estar ciente e preparado para lidar com a hemorragia dos tecidos moles, ossos e artérias.[38]

Hemorragia dos tecidos moles

O sinal mais comum de hemorragia nos tecidos moles é uma contusão ou hematoma. Os hematomas surgem como resultado de hemorragia intra ou pós-operatória nos espaços dos tecidos moles, especialmente nos espaços do tecido subcutâneo, adjacentes ao local da cirurgia. A probabilidade e a gravidade da hemorragia são influenciadas pela saúde sistémica do doente, pelo tamanho do retalho e pela anatomia do local. Os hematomas são denominados de acordo com seu diâmetro: petequial (< 2 mm), purpúreo (2 a 10 mm) e equimose (> 10 mm).[38]

As equimoses podem limitar-se ao local da lesão ou estender-se ao bordo inferior da mandíbula. A gravidade pode fazer com que o sangue se desloque sob a pele ao longo dos planos faciais para outros locais, como o tórax Estas equimoses são frequentemente observadas no pós-operatório em doentes com 50 anos ou mais, quando os retalhos de tecidos moles são extensos. O doente deve ser informado de que esta sequela não é preocupante e que deve desaparecer em 2 a 3 semanas. Embora os hematomas não necessitem de tratamento, a aplicação de calor húmido pode acelerar a sua resolução.[38]

As técnicas cirúrgicas seguintes minimizam a hemorragia dos tecidos moles:

- Manter uma visualização clara e o acesso ao campo operatório com iluminação e aspiração adequadas. Evitar, sempre que possível, incisões verticais de libertação em favor do retalho em envelope.
- Incise de forma limpa.
- Evitar esmagar ou rasgar os tecidos moles.
- Zonas ósseas lisas e afiadas.
- Eliminar o tecido de granulação.
- Identificar e tratar pequenas artérias sangrentas dos tecidos moles.
- Colocar suturas suficientes.

Para controlar a hemorragia dos tecidos moles, são eficazes as seguintes técnicas:

- Pedir ao doente para morder uma gaze de 2 polegadas durante 30 minutos.
- Controlar os pontos de hemorragia com electrocautério.
- Aplicar pressão direta nos vasos hemorrágicos. Se isto não for bem sucedido, fixar o vaso com um hemostato e ligá-lo com uma sutura reabsorvível embebida em líquido hemostático, como Hemodent (Premier), ViscoStat (Ultradent) ou Astringedent (Ultradent).

Hemorragia óssea[38]

Hemorragia de um alvéolo de extração A hemorragia de um alvéolo de extração pode ser controlada colocando no alvéolo um dos seguintes produtos

Gelatina absorvível Gelfoam (Pfizer)
Celulose regenerada oxidada cirúrgica (Ethicon
Trombina bovina tópica
- Colagénio microfibrilar Avitene (Davol)
° Colagénio reticulado HeliPlug (lntegra LifeSciences)

Hemorragia de uma artéria óssea[38]

Se a origem da hemorragia for uma artéria óssea ou um canal nutritivo, existem três opções de tratamento:

1. O osso adjacente pode ser esmagado no orifício hemorrágico com um polidor de bolas ou um elevador periosteal.
2. A cera óssea pode ser aplicada sobre o canal nutritivo.
3. Pode ser utilizado o electrocautério.

Hemorragia durante a preparação da osteotomia

A hemorragia durante a preparação da osteotomia pode ser causada por uma lesão numa artéria no interior do osso. Normalmente, a colocação do implante estanca a hemorragia. Se a causa for uma lesão da artéria alveolar interna, a colocação do implante deve ser interrompida e deve ser colocada gaze iodofórmica no alvéolo; pode ser aplicada pressão sobre esta com uma compressa de gaze. Quando a hemorragia estiver controlada, o tecido mole pode ser suturado sobre a gaze iodofórmica; os retalhos aplicarão pressão. O doente deve morder a gaze para exercer pressão adicional sobre o local. A gaze de iodofórmio pode ser removida após 5 a 7 dias.[38]

Hemorragia arterial

As principais artérias em risco de lesão durante a colocação de implantes são as artérias palatina maior, incisiva/nasopalatina, facial, lingual, sulingual e submentoniana. O conhecimento da sua anatomia ajuda a evitar lesões durante a cirurgia.[38]

Hemorragia arterial no maxilar

Artéria palatina maior

Ao incisar e refletir um retalho palatino na proximidade da artéria palatina maior, a ponta do elevador periosteal deve ser sempre mantida no osso para evitar lesões deste vaso. Um estudo de Reiser et al mostrou que, em pacientes com abóbada palatina alta, o feixe neurovascular palatino maior está localizado a 17 mm da margem gengival palatina; com abóbada palatina média, a 12 mm; e com abóbada palatina baixa, a 7 mm.[38]

Hemorragia arterial na mandíbula

Deve ter-se cuidado ao colocar implantes na mandíbula, porque o pavimento da boca é altamente vascularizado. A perfuração da placa cortical lingual durante a preparação da osteotomia pode causar hemorragia que começa imediatamente após o insulto vascular ou algum tempo depois. Os hematomas lingual, sublingual, submandibular e submental, que se expandem progressivamente, podem deslocar a língua e o soalho da boca e obstruir a via aérea.[38]

A obstrução das vias aéreas é uma complicação rara, mas potencialmente fatal, da cirurgia de implantes. O conhecimento pormenorizado da anatomia arterial regional é imperativo para o cirurgião de implantes.[38]

Região anterior da mandíbula

As estruturas anatómicas do pavimento anterior da boca recebem o seu suprimento sanguíneo da artéria sublingual, um ramo da artéria lingual, e da artéria submental, um ramo da artéria facial[38]

A colocação de implantes na linha média mandibular exige um planeamento cuidadoso, porque a perfuração da placa cortical lingual apresenta um risco de hemorragia devido à proximidade destes vasos. As artérias associadas aos forames linguais mandibulares são suficientemente grandes para estarem implicadas em episódios de hemorragia graves, mesmo após uma pequena perfuração durante a colocação de implantes nesta região[38]

É importante notar que as artérias sublingual e submental se anastomosam48 através dos seus respectivos ramos milohióideos. A artéria sublingual é encontrada no aspeto superior e a artéria submental no aspeto inferior do músculo milo-hióideo (ver Fig. 2-36). Assim, é um desafio identificar a fonte de sangramento do assoalho da boca como a artéria lingual ou a artéria facial. A angiografia endovascular é uma ferramenta de diagnóstico que pode ajudar a definir e isolar a origem da hemorragia[38]

Hemorragia do pavimento da boca

Como discutido anteriormente, a lesão arterial do assoalho da boca é frequentemente induzida pela perfuração da placa lingual com instrumentos rotatórios; entretanto, outras causas descritas na literatura incluem elevação do periósteo lingual, manipulação de retalho e manipulação cirúrgica das camadas musculares mais profundas. O início da hemorragia é geralmente intra-operatório, mas pode não ser detectado até 4 a 6 horas de pós-operatório.[38]

Além disso, a anatomia do aspeto lingual da mandíbula pode contribuir para um aumento do risco de hemorragia intra-operatória. O padrão de reabsorção do rebordo alveolar mandibular anterior, que ocorre principalmente no aspeto vestibular da crista, leva a uma trajetória lingual da mandíbula anterior. Representa um desafio para a colocação de implantes com uma angulação protética favorável e pode levar a perfurações linguais e hemorragia durante a cirurgia [38]

Os sinais de hemorragia no pavimento da boca incluem inchaço; elevação do pavimento da boca; protrusão da língua; dificuldade respiratória; hematomas sublingual, submandibular ou submental extensos; incapacidade de engolir; e hemorragia intra-oral profusa ou pulsátil.[38]

Uma vez que a obstrução das vias aéreas secundária a uma hemorragia grave no pavimento da boca é uma complicação potencialmente fatal, deve ser dada a máxima prioridade à proteção e manutenção de uma via aérea adequada. A hemorragia intra-oral persistente pode levar a uma pressão mecânica sobre o lúmen da faringe e consequente obstrução das vias aéreas, o que constitui uma séria ameaça.[38]

Os sinais clínicos de obstrução das vias aéreas - taquipneia, dispneia, rouquidão, cianose e sialorreia - podem estar ausentes até que ocorra uma oclusão significativa das vias aéreas. Portanto, o cirurgião de implante deve estar preparado para lidar com a obstrução das vias aéreas de forma rápida e eficiente[38].

Gestão das vias aéreas

A via aérea pode ser assegurada por intubação nasal ou oral, traqueotomia de emergência ou cricotiroidotomia se um hematoma extenso impedir a intubação. A descompressão manual da língua e a intubação nasal tátil têm sido relatadas como bem sucedidas na manutenção da via aérea durante o inchaço hemorrágico da língua[38]

Gestão da hemorragia

Muitas medidas de controlo da hemorragia foram descritas na literatura e incluem a utilização de agentes hemostáticos, compressão digital e cauterização. É importante notar que a hemorragia pode parar quando a pressão do sangue extravasado excede a pressão vascular do vaso que alimenta o sangramento. Portanto, a drenagem do hematoma pode não ser indicada, pois tal intervenção poderia potencialmente reverter esse efeito, diminuindo a pressão dos tecidos moles adjacentes e, portanto, promovendo novo sangramento. Esta paragem da hemorragia dá tempo para a localização e resolução da origem da hemorragia; entretanto, o hematoma pode ser monitorizado e subsequentemente drenado se não se resolver por si só. A monitorização do doente, antecipando a auto-resolução da hemorragia, tem sido bem sucedida em alguns casos. Quando as medidas conservadoras são ineficazes, é necessária a evacuação cirúrgica intra-oral ou extra-oral e a ligadura da artéria hemorrágica.[38]

Protocolo para o tratamento da hemorragia do pavimento da boca

É importante que o clínico siga um protocolo para gerir eficazmente a hemorragia no pavimento da boca: [38]

- Ao primeiro sinal de inchaço no pavimento da boca, ligue para o 112

- Com uma mão, aplicar pressão no local suspeito de perfuração intra-oralmente com o polegar e extra-oralmente com o dedo indicador
- Explicar calmamente ao doente a natureza da complicação.
- Para vasos hemorrágicos enterrados, utilizar a técnica de tentativa de ligação do vaso aplicando pressão sobre a fonte de hemorragia.
- se o vaso hemorrágico puder ser identificado e isolado, fechar o seu lúmen,

fixando-o com as pontas de um pequeno hemostato e dando um nó com material de sutura

- - Puxar a língua para a frente contra o osso hioide para reduzir a hemorragia da artéria lingual ou dos seus ramos.
- Se a lesão for da artéria facial, pressionar a artéria carótida comum contra a quarta vértebra cervical para reduzir a hemorragia.
- Não efetuar uma incisão no pavimento da boca para aliviar o hematoma.
- Se o implante já tiver sido colocado, não o remova.
- Se as outras medidas forem ineficazes e o doente apresentar sinais de dificuldade respiratória, inserir uma via aérea nasal flexível. Pode ser necessária uma traqueotomia ou cricotiroidotomia de emergência.
- Transferir o doente para um hospital próximo para monitorização.
- -Quando o ritmo da hemorragia tiver abrandado, utilizar ligadura cirúrgica ou electrocauterização nos vasos danificados, se possível.

A prevenção da lesão arterial do pavimento da boca é auxiliada por:[38]

- Análise pormenorizada da história clínica do doente.
- -Conhecimento da anatomia arterial regional.
- Formação adequada em implantologia cirúrgica, incluindo uma revisão exaustiva da anatomia e das ciências básicas.
- Formação adequada do cirurgião de implantes e do pessoal em situações de emergência médica.
- Equipamento de emergência disponível na sala de cirurgia de implantes, incluindo vias respiratórias nasais flexíveis.
- Cumprimento dos protocolos cirúrgicos adequados.
- Posicionamento cuidadoso dos implantes na linha média mandibular para

evitar o risco de trauma cirúrgico ou perfuração da placa cortical lingual. Pode ser preferível um número par de implantes na região interforaminal para evitar perfurações na linha média.

- Exame minucioso da mandíbula anterior através de tomografia computorizada para detetar e evitar lesões nos forames e canais linguais acessórios.
- Consideração de caraterísticas anatómicas, tais como padrões de reabsorção ou sublingual e fossa submandibular no planeamento do tratamento.
- Palpação digital da superfície mandibular lingual para ajudar a detetar concavidades pronunciadas nas áreas anterior ou posterior da mandíbula.
- Monitorização dos doentes durante um período de tempo pós-operatório suficiente, especialmente após cirurgia na mandíbula anterior. Pode haver um período de latência após um traumatismo arterial, e a hemorragia pode começar várias horas mais tarde.
- Educação adequada dos doentes. Os doentes devem ser informados dos sinais de alerta de um hematoma e da forma como este será gerido caso ocorra esta complicação.
- Evitar locais com elevado potencial de lesão nervosa ou arterial, dado que a terapia com implantes é um procedimento eletivo.

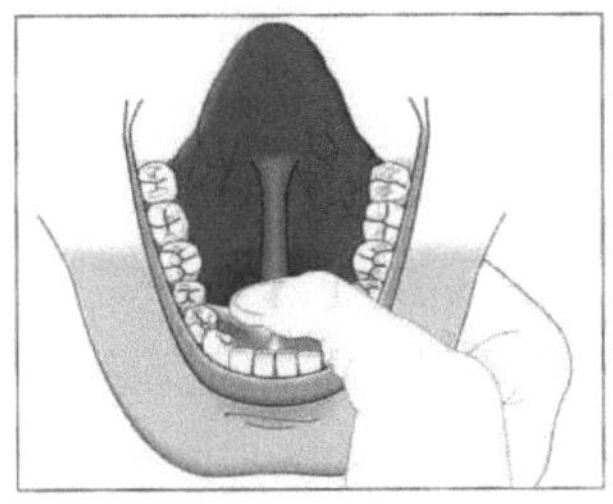

I plying pressure on a bleeding vessel will aid in stopping the bleeding.

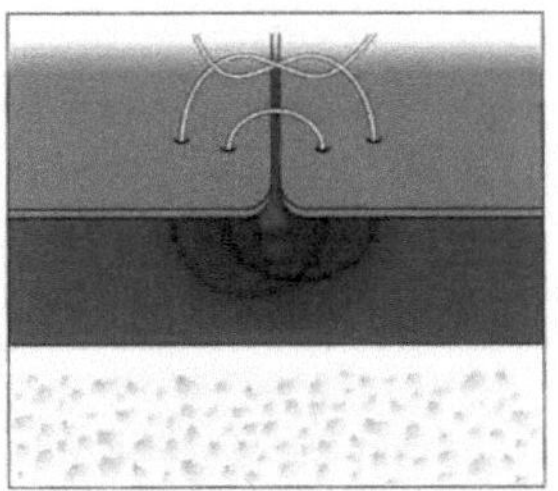

Fig 2- ation of the buried bleeding vessel is identified, it can be ligated. The needle should enter the tissue about 6 mm away from the vessel on one side, exit 3 mm from it on the other side, enter the tissue 3 mm from the vessel on the original side, and exit 6 mm away from it on the other side; then a knot should be tied.

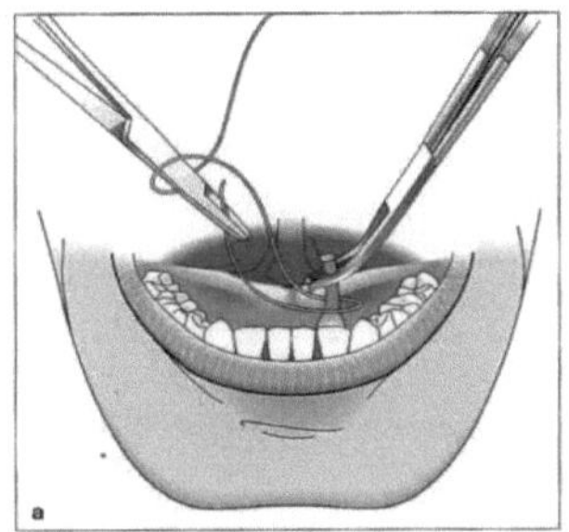

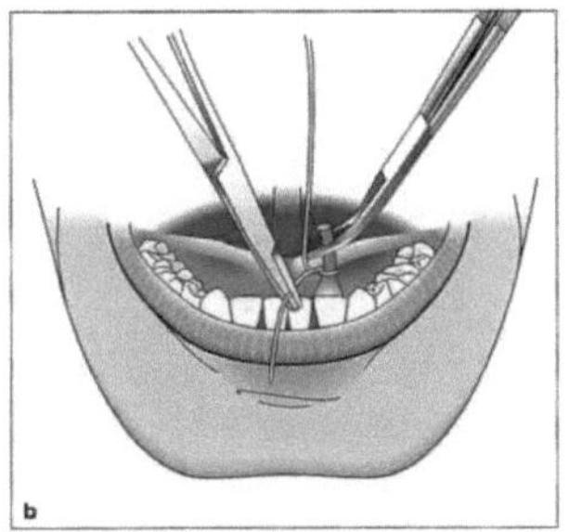

f ıe bleeding vessel is not buried, a hemostat can be used to isolate the vessel *(a)*, and then it can be closed with a suture *(b)*.

Fig 46 Tratamento da hemorragia

Fonte- fig2-43 Louie A1 Faraje Complicações cirúrgicas em Implantologia Oral

p . FRACTURA DE IMPLANTE

Felizmente, a fratura de implantes é uma complicação biomecânica pouco frequente e tardia, com um resultado clínico grave. De facto, estas fracturas colocam problemas importantes tanto para o paciente como para o cirurgião dentista. De acordo com a maioria das fontes bibliográficas, a prevalência de fracturas de implantes dentários é muito baixa (aproximadamente 2 fracturas por 1000 implantes na boca). Considerando que a colocação de implantes está a tornar-se cada vez mais popular, é de esperar um aumento do número de fracassos devido a fracturas tardias. É evidente que um tratamento cuidadoso pode contribuir para reduzir a incidência de fracturas. Um diagnóstico precoce dos sinais que alertam para a fadiga do implante, como o afrouxamento, a torção ou a fratura dos parafusos dos pilares e a fratura da cerâmica protética, pode ajudar a evitar um resultado indesejável. A presente revisão da literatura descreve as opções de tratamento e discute os possíveis mecanismos causais subjacentes a estas falhas, bem como os factores que se acredita contribuírem para a fratura do implante[39]

Com base nesta hierarquia de complicações, uma das mais graves de todas as complicações é a fratura de um implante dentário que tenha sofrido osseointegração e seja utilizado para suportar uma prótese dentária. Quando ocorre uma fratura deste tipo, a prótese é afetada negativamente pela perda de um implante de suporte. Uma vez que a fratura está frequentemente associada à aplicação de força sustentada ou intermitente, a perda de um implante pode condenar a prótese a uma falha iminente. Os restos do implante, que permanecem integrados no osso, devem ser ressecados cirurgicamente e ficam sujeitos a uma morbilidade pós-cirúrgica que pode incluir dor, infeção e possível fratura do maxilar. De facto, esta complicação acarreta uma série de resultados adversos[40]

Manifestações clínicas

Os doentes podem frequentemente referir hemorragias espontâneas e mobilidade. A exploração (manual ou eletrónica), por sua vez, confirma o aumento da mobilidade, o aumento da profundidade de bolsa e dos índices gengivais e, ocasionalmente, também a acumulação de placa bacteriana resultante do medo do paciente da dor desencadeada pela escovagem. Radiologicamente, pode ser observada a separação dos fragmentos e a perda óssea[39]

Diagnóstico

Balshi et al. referiram que as fracturas de implantes estão frequentemente associadas a uma resposta inflamatória por parte da mucosa que rodeia o local da fratura. Neste contexto, a hemorragia em resposta à sondagem é frequente e são observadas pontuações elevadas no índice gengival. Por outro lado, a perda óssea ao redor do implante parece ser um achado constante. Em alguns casos, isto pode ser evidenciado radiograficamente antes de se observar uma fratura real. Esta reabsorção óssea marginal parece ser o fator de risco mais importante que indica o início da fratura do implante, e pode muitas vezes estender-se para além da linha de fratura real. Para fins de diagnóstico, agrupámos os factores de risco de fratura em três categorias principais: factores relacionados com o doente, factores relacionados com o implante e factores relacionados com a prótese. Na presença de mais de três factores pertencentes a uma ou mais destas categorias, o risco de fratura é elevado[39]

Prognóstico

A fratura do implante constitui uma falha clara do implante e quase sempre requer a remoção do mesmo[39].

Tratamento

Foram descritas três opções de tratamento em caso de fratura do implante

- Remoção completa do implante fracturado utilizando trefinas explicativas.
- Remoção da parte coronal do implante fracturado com o objetivo de colocar um novo pilar protético
- Remoção da porção coronal do implante fracturado, deixando a restante parte apical integrada no osso.[39]

Conclusões

É importante evitar problemas mecânicos e a reabsorção óssea excessiva para prevenir a fratura dos implantes. Especial atenção deve ser dada ao número, diâmetro e distribuição dos implantes, bem como ao desenho da prótese suportada pelos mesmos (redução dos cantilevers, da inclinação das cúspides e do comprimento mesiodistal e vestibulolingual da coroa, entre outras medidas).[39]

Table 2. Clinical findings frequently documented in the literature and related to implant fracture, Grouped by categories, which in the opinion of the authors constitute risk factors.

Patient factors	Implant factors	Prosthetic fractures
Pocket depth > 5 mm	Diameter < 4 mm	Loosening/torsion prosthesis screw
Bone loss	Crown/implant > 1	Cantilevers
Overload (bruxism)	Implants design	Ceramic fracture

Tabela 10 - Achados clínicos frequentemente documentados na literatura e relacionados com a fratura de implantes, que, na opinião dos autores, constituem factores de risco.

Fonte: - Etiologia, factores de risco e gestão de fracturas de implantes Arturo sanchchez

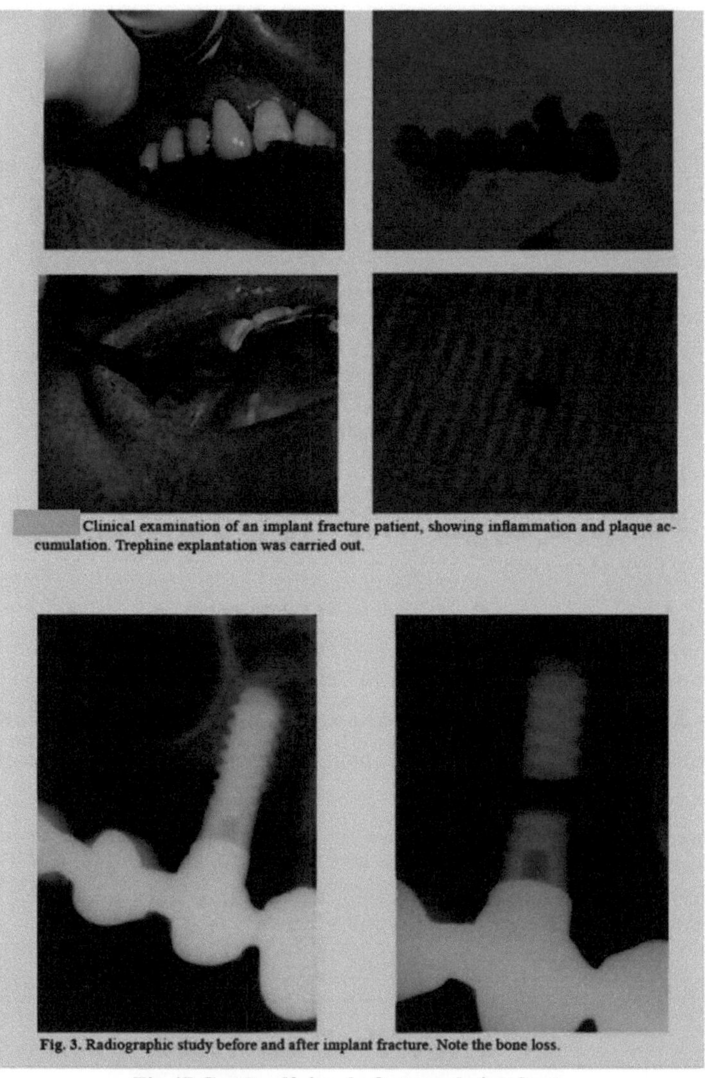

Clinical examination of an implant fracture patient, showing inflammation and plaque accumulation. Trephine explantation was carried out.

Fig. 3. Radiographic study before and after implant fracture. Note the bone loss.

Fig 47 Gestão clínica da fratura do implante
Fig 48 Radiografia da fratura do implante

Fonte: - Etiologia, factores de risco e gestão de fracturas de implantes Arturo sanchchez

Prevalence of implant fractures in the reviewed literature.

Authors	Year	Total implants	Fractured	Percentage
Adell et al. (4)	1990	4636	139 mandible 278 maxilla	3% mandible 6% maxilla
Zarb & Smitt (16)	1990	274	0	0%
Jemt (15)	1991	391	0	0%
Tolman & Laney (5)	1992	1778	3	0.16%
Jemt & Lekholm (6)	1993	259	1	0.38%
Mericske-Stern (7)	1994	66	1	1.51%
Jemt & Lekholm (17)	1995	801	0	0%
Rangert et al. (3)	1995	10,000	39	0.39%
Takeshita et al. (9)	1996	68	5	7.35%
Balshi (2)	1996	4045	8	0.19
Lekholm et al. (8)	1999	461	3	2.7%
Davis & Packer (10)	1999	52	2	3.8%
Eckert et al. (11)	2000	4937	28	0,6%
Gotfredsen & Karlsson (18)	2001	133	0	0%
Brägger et al. (12)	2001	103	2	1.9%
Berglundh et al. (13)	2002	Systematic review	159 articles	0.08-0.74%
Gargallo-Albiol et al. (14)	2008	1500	21	1,40%
Sanchez-Perez et al.	2009	844	2	0.23%

Tabela 11 - Prevalência de fratura de implantes na literatura revista

Fonte :- Etiologia, factores de risco e gestão de fracturas de implantes Arturo sanchchez

q . Deslocamento acidental, parcial ou total, de implantes dentários para o seio maxilar

A colocação de implantes para a reconstrução de um quadrante posterior do maxilar atrófico apresenta sempre um risco de introdução dos implantes na cavidade sinusal, mesmo que tenha sido efectuado um procedimento de elevação do seio maxilar no pré-operatório ou em simultâneo com a colocação do implante. Deslocação parcial A intrusão parcial de um implante na cavidade sinusal pode ocorrer se o implante colocado for mais comprido do que a altura do rebordo alveolar disponível.[41]

Prevenção

Uma avaliação cuidadosa da tomografia computadorizada pré-operatória deve revelar a altura exacta, a qualidade e a densidade do osso disponível inferior à cavidade sinusal.

Devem ser tomadas precauções adicionais para não introduzir o implante na cavidade sinusal nos casos em que existe uma deiscência no pavimento do seio apical à raiz que está a ser extraída para colocação imediata do implante[41]

Gestão

Se a altura do osso alveolar não for, pelo menos, cerca de 2 mm mais longa do que o implante planeado, deve ser substituído por um implante mais curto ou deve ser efectuada uma elevação do seio através do local da osteotomia ou da extração[41]

Deslocação completa dos implantes dentários para o seio maxilar: -Pode ocorrer durante a colocação do implante ou mais tarde como complicação pós-operatória. Guler e Delilbasi relataram um caso em que um implante migrou para a cavidade sinusal 8 anos após a colocação. Este risco de deslocação completa é maior quando os implantes são colocados simultaneamente com a elevação da janela lateral do seio, porque o osso abaixo do seio é normalmente de má qualidade e não tem volume ósseo suficiente para uma estabilidade adequada do implante[41]

Prevenção

Deve existir uma distância mínima de 5 mm entre o pavimento do seio e a crista da crista para assegurar a estabilidade primária.[41]

Ramotar et al. descreveram uma técnica para a remoção de implantes migrados do seio maxilar através de endoscopia transnasal guiada por imagem. Nesta técnica, foram utilizadas imagens de TC reconstruídas para guiar o procedimento endoscópico em dois pacientes. A remoção foi bem sucedida, sem complicações em ambos os casos. Uma abordagem endoscópica transantral modificada para a remoção de implantes deslocados foi combinada com sucesso com o enxerto simultâneo da cavidade sinusal[41].

Outras técnicas cirúrgicas disponíveis para a remoção de implantes deslocados são o procedimento Caldwellluc e a extração através do alvéolo dentário; ambos os procedimentos têm taxas mais elevadas de conversão para procedimentos abertos, mais danos nos seios nasais e taxas de complicações pós-operatórias mais elevadas em comparação com as abordagens endoscópicas.[41]

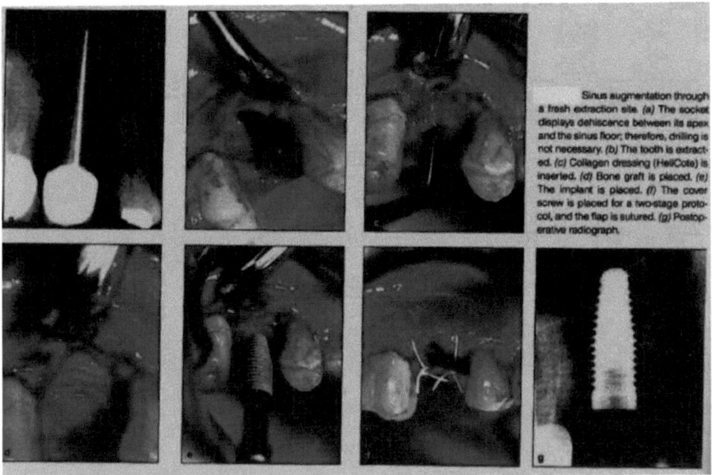

Fig 49 (a a g) Procedimento de aumento do seio maxilar em deslocação do implante para o seio maxilar

Fonte- fig2-58 Louie Al Faraje Complicações cirúrgicas em Implantologia Oral

r. Deslocamento acidental de implantes dentários para o canal incisivo do maxilar

Ao planear a colocação de implantes na região anterior do maxilar, é essencial considerar o tamanho e a posição do canal incisivo. A penetração no canal incisivo irá comprometer a osteointegração devido ao tecido epitelial existente no canal. A colocação dos incisivos centrais superiores ou a colocação de um implante na linha média do maxilar para uma sobredentadura implanto-suportada são duas situações em que o canal incisivo está em risco,[42]

Enxerto do canal incisivo

Este procedimento pode ser efectuado sob anestesia local. Após a reflexão de um retalho de espessura total, são utilizadas curetas e uma broca redonda com irrigação abundante para remover o conteúdo do canal. O osso no interior do canal é marcado para assegurar uma hemorragia suficiente, e é colocado material de enxerto ósseo (osso autógeno ou uma mistura de materiais de xenoenxerto e aloenxerto) para a colocação simultânea ou retardada de implantes.[42]

s. ASPIRAÇÃO OU INALAÇÃO DE OBJECTOS ESTRANHOS

Uma das complicações durante a colocação rotineira de implantes dentários é a ingestão acidental dos instrumentos de implante, o que pode acontecer quando não são tomadas as devidas precauções. Devem ser realizadas radiografias adequadas para localizar a posição correta do corpo estranho; normalmente, o corpo estranho passa de forma assintomática do trato gastrointestinal, mas por vezes pode provocar obstrução intestinal, perfurações e impacções. [43]

Os instrumentos de implante são normalmente pequenos e a saliva torna-os escorregadios. Assim, podem escorregar da mão do operador. Raramente, a ingestão de corpos estranhos resulta em complicações graves, como perfuração intestinal, hemorragia, obstruções ou impactos. A presença do corpo estranho deve ser confirmada com a utilização de radiografias. A posição do paciente na cadeira do dentista, bem como o historial médico do paciente, são importantes na prevenção de complicações graves. Normalmente, os instrumentos quc cntram no trato gastrointestinal passam de forma assintomática e atraumática no prazo de 2 dias a 4 semanas. No entanto, existem muitos locais potenciais para impacções, entre os quais a válvula íleo-cecal é o local mais comum. Cerca de setenta e cinco por cento das perfurações ocorrem neste local ou perto dele ou na junção reto-sigmóide43

Prevenção

A prevenção da ingestão e da aspiração é a melhor abordagem. Os instrumentos pequenos, como chaves de fendas e alfinetes paralelos, devem ser atados com fio dental antes de serem introduzidos na boca, para simplificar a sua extração, se necessário. Uma boa técnica cirúrgica, incluindo a utilização de uma compressa para a garganta quando são inseridos pequenos instrumentos, parafusos, pilares ou implantes na cavidade oral, é a melhor forma de evitar a deglutição ou aspiração inadvertida. A utilização de fio dentário em instrumentos direcionais ou indicadores pode facilitar a sua recuperação se estes mudarem de posição ou passarem por baixo ou por cima da língua. O fio dental deve ser sempre atado a chaves de parafusos para permitir a sua recuperação caso escorreguem inadvertidamente dos dedos. As compressas para a garganta ou os filtros faríngeos também são eficazes para os doentes entubados com a língua. O fio dental deve ser sempre atado às chaves de fendas para permitir a sua recuperação caso escorreguem inadvertidamente dos dedos. Se um instrumento ou outro corpo estranho, como um componente de implante, for inadvertidamente engolido, deve ser imediatamente efectuada e avaliada uma radiografia do tórax[43]

Ingestão

A ingestão de instrumentos dentários pode ter consequências graves, incluindo infeção e bloqueio gastrointestinal. Além disso, os corpos estranhos esofágicos, especialmente os pontiagudos, podem eventualmente corroer a fina parede esofágica e levar a complicações mortais. Por vezes, as próteses parciais são engolidas acidentalmente e ficam alojadas no esófago, onde os braços do fecho podem rasgar a parede esofágica ao serem retirados[44]

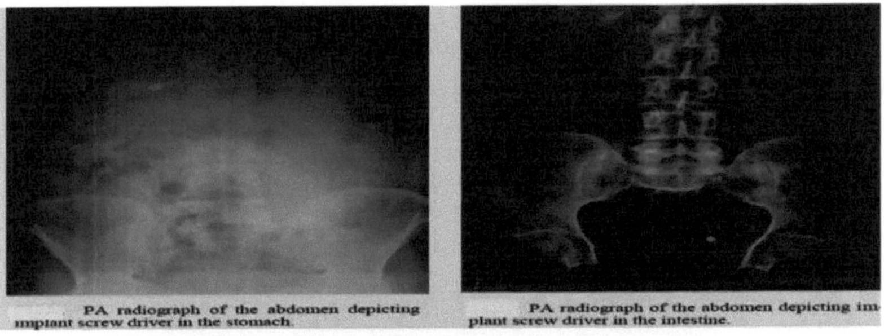

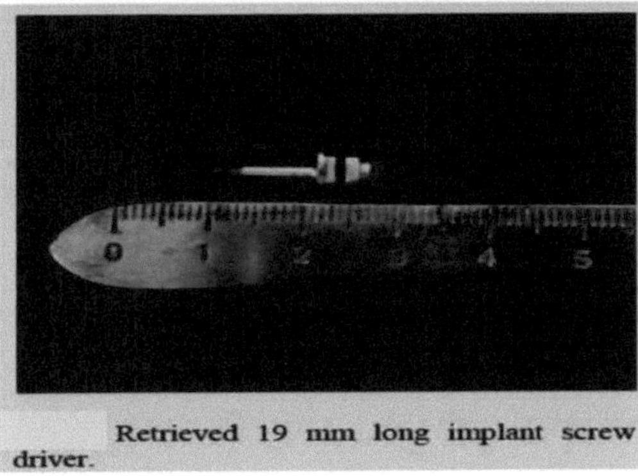

Fig 50 Exame clínico da fratura do implante

Ingestão de chave de parafusos de implantes acidentais: uma complicação rara durante a colocação de implantes, Anshul Jain

t. COMPLICAÇÕES NA COLOCAÇÃO DE IMPLANTES SEM RETALHO

A colocação correta de implantes dentários é um desafio. A falta de experiência cirúrgica (inexperiência em lidar com incisões nos tecidos moles, reflexão do retalho e sequelas cirúrgicas, como hemorragia, inchaço e dor) e o potencial para complicações levaram a hesitação por parte de alguns dentistas na colocação de implantes. Num esforço para reduzir a complexidade cirúrgica da colocação de implantes, foram sugeridos procedimentos cirúrgicos minimamente invasivos. Estes procedimentos são frequentemente designados por cirurgia "flapless" (sem retalho)[(45)]

Definição de cirurgia sem retalho

Um retalho é um tecido mole (epitélio e tecido conjuntivo que cobre o osso) que é levantado ou elevado para acesso cirúrgico. A cirurgia sem retalho é definida como a colocação de implantes efectuada sem a elevação de um retalho. Isto pode ser conseguido perfurando o osso alveolar através de tecido intacto ou perfurando após uma remoção por punção de tecido mole sobre o local da osteotomia do implante.[45]

ETIOLOGIA

As complicações que envolvem a cirurgia sem retalho podem resultar de uma avaliação clínica inadequada dos potenciais locais de implante. Estes locais devem ter espaço adequado para a colocação do implante, bem como para uma restauração final apropriada. Para além disso, recomenda-se que o local tenha tecido queratinizado suficiente para permitir a colocação do implante, o que resultará numa faixa adequada deste tecido à volta do implante após a cicatrização[45]

Um problema adicional com a colocação de implantes sem retalho é a incapacidade do operador para visualizar a relação da cabeça do implante com o osso alveolar. Isto resulta frequentemente em implantes colocados demasiado longe coronalmente ou apicalmente, comprometendo assim a restauração[45]

PREVENÇÃO

A colocação correta de um implante e o posicionamento correto da restauração final em relação às estruturas contíguas são um desafio mesmo para os implantodontistas mais experientes. Por isso, recomenda-se a utilização de um dispositivo para guiar as brocas durante a osteotomia. Os modelos cirúrgicos tradicionais podem ser úteis. Estes modelos são gerados

a partir de um wax-up da restauração final proposta. Um guia radiográfico, normalmente impregnado com um material radiopaco como o bário, é então construído para relacionar corretamente as posições radiográficas com a prótese final proposta[45]

Planeamento

O planeamento de implantes assistido por computador pode facilitar a colocação correta de implantes, independentemente da técnica cirúrgica. Para utilizar estes programas, o dentista utiliza a TC ou CBCT, que é formatada para interagir com software informático especialmente concebido. Utilizando estes programas, podem ser colocados implantes simulados digitalizados (avatares) de vários desenhos, tamanhos e formas nas posições de implante pretendidas.[45]

Planeamento do tratamento

A incidência de colocação inadequada utilizando procedimentos sem retalhos é elevada. Se a osteotomia não resultar numa cobertura óssea completa do implante (ou seja, produzir uma fenestração ou deiscência óssea), devem ser levantados retalhos mucoperiostais de espessura total, seguidos de regeneração óssea guiada para cobrir a superfície exposta do implante. Se for possível a correção durante a cirurgia, esta abordagem é preferível. Se o problema for descoberto depois de o implante estar osseointegrado, são possíveis várias abordagens. Se uma pequena porção do implante for exposta através da placa óssea facial ou lingual, mas não produzir sinais ou sintomas clínicos, estes implantes podem ser deixados sem qualquer perturbação. No entanto, se forem motivo de preocupação para o doente ou para o terapeuta, o tratamento adequado inclui frequentemente a redução da porção exposta do implante até ao nível do osso[45]

Resumo

A colocação cirúrgica de implantes dentários sem retalho tem muitas caraterísticas desejáveis, incluindo a redução do tempo cirúrgico, da hemorragia, do inchaço e da morbilidade. No entanto, num número significativo de casos tratados desta forma, o implante é colocado numa posição inferior à ideal. Se esta abordagem for utilizada, o cirurgião deve compreender bem a anatomia do local do implante e o implante deve ser colocado numa posição tão ideal quanto possível. O médico deve estar familiarizado com os procedimentos cirúrgicos adjuvantes, como a regeneração óssea guiada, que podem ser necessários para tratar qualquer exposição do implante.

A precisão pode ser aumentada através da utilização de programas de planeamento digital de colocação e de guias cirúrgicos[45]

u . BINÁRIO EXCESSIVO E NECROSE DE COMPRESSÃO

A estabilidade primária do implante e a ausência de micromovimentos são considerados dois dos principais factores necessários para alcançar um elevado sucesso previsível nos protocolos de carga imediata e precoce. Um implante oral osseointegrado bem sucedido está ancorado diretamente ao osso, no entanto, na presença de movimento, uma interface de tecido mole pode encapsular o implante, causando a sua falha. Foi demonstrado que os micromovimentos não são perigosos e não interferem com a cicatrização se se situarem num intervalo de 50-150 mm. Presume-se que os micromovimentos dos implantes abaixo deste intervalo são inócuos para a remodelação óssea e podem até ser responsáveis pela interface óssea mais densa observada à volta dos implantes com carga imediata, em comparação com a carga tardia[46]

Um binário de inserção excessivo pode levar a uma osteointegração ineficaz devido à compressão do osso para além da sua tolerância fisiológica, resultando em isquemia e subsequente necrose. A região da crista à volta de um implante é geralmente constituída por osso cortical denso e é a mais suscetível à necrose óssea devido ao seu fornecimento mínimo de sangue. A necrose óssea devida a forças de compressão excessivas durante a inserção surge normalmente no primeiro mês após a colocação. A histologia da área em redor de um implante falhado devido a compressão necrótica revelará sequestros ósseos não viáveis com colonização bacteriana e tecido de granulação subagudamente inflamado[47]

Para obter uma boa estabilidade primária, foi sugerido que os implantes têm de ser inseridos com um torque de, pelo menos, 35 N cm para um protocolo de carga imediata. Recentemente, um estudo histológico em coelhos concluiu que a condensação óssea (subpreparação do local do implante) melhorou a formação óssea peri-implantar durante as 8 semanas após a implantação. A utilização de uma broca final ligeiramente mais estreita com um desenho de implante cónico foi associada a um torque de inserção elevado e a taxas de sucesso elevadas. Diz-se que a elevada compressão causada por um binário de inserção superior a 40-45 N cm perturba a microcirculação local, conduzindo à necrose dos osteócitos e à reabsorção óssea[46]

Osso de alta densidade

Em osso de alta densidade (tipo 1 ou 2), exceder o binário ótimo de 35 a 45 Ncm pode causar necrose óssea e perda de estabilidade do implante. Os locais constituídos por osso denso parecem estar em maior risco de necrose por compressão. É importante utilizar a série completa de brocas recomendadas pelo fabricante do implante aquando da preparação da osteotomia.[46]

Osso de baixa densidade

No osso de baixa densidade (tipo 3 ou 4), as técnicas disponíveis para facilitar a estabilidade inicial incluem:

- Omitir a última ou as duas últimas perfurações da sequência de perfuração
- Não utilizar a broca de roscar
- Utilização de osteótomos (em certos casos de osso de tipo 4 de má qualidade) para condensar o osso lateralmente em vez de remover o osso do local da osteotomia

Sugestão clínica

Apesar de a colocação do implante com uma peça de mão ser uma prática aceitável e comum, o autor recomenda que o clínico mude para uma catraca manual quando o implante estiver um pouco aquém da sua posição definitiva (3 a 4 mm), de modo a ter um melhor controlo sobre o nível de torque e a posição apicocoronal em relação ao nível ósseo da crista[46]

O aperto excessivo cria forças de compressão importantes no osso circundante. Tem-se teorizado que este facto perturba a microcirculação e conduz à dessorção óssea, mas a teoria nunca foi investigada cientificamente. Um aumento do torque de inserção pode melhorar significativamente a taxa de sucesso dos implantes de carga imediata e dos implantes colocados em alvéolos de extração recentes[46]

Todos os implantes se integraram com sucesso. Ao longo deste estudo, não foram observados sinais clínicos de lesão óssea à volta dos implantes colocados com elevado torque. Após 12 meses, os implantes do grupo experimental perderam uma média de 0,41 mm de osso perilimplantar. Os níveis de osso marginal eram semelhantes aos dos implantes colocados com baixo torque (0,45 mm após 12 meses) e aos atualmente relatados para implantes colocados e restaurados com um protocolo de carga precoce. Poucos estudos investigaram cientificamente se um binário de inserção elevado conduz a uma maior reabsorção óssea.

Num estudo em animais, Trisi et al. referiram que um elevado torque de inserção do implante (até 150 N cm) em osso cortical denso, num ambiente de cicatrização sem carga, não induziu necrose óssea ou falha do implante, mas aumentou a estabilidade primária e secundária dos implantes. Os mesmos Os mesmos resultados foram relatados num estudo clínico recente em que a utilização de um binário de inserção elevado (até 176 N cm) não impediu a osteointegração nem aumentou a reabsorção óssea marginal em torno de implantes dentários cónicos com múltiplas roscasfoi relatado num estudo clínico recente em que a utilização de um binário de inserção elevado (até 176 N cm) não impediu a osteointegração nem aumentou a reabsorção óssea marginal em torno de implantes dentários cónicos com múltiplas roscas. Um aumento do torque de inserção pode melhorar significativamente a taxa de sucesso dos implantes de carga imediata e dos implantes colocados em alvéolos de extração recentes. Um binário elevado não é o objetivo, mas sim um binário de inserção elevado é um indicador da estabilidade primária tridimensional.

Os autores pensam que o maior risco de um binário de inserção elevado pode ser a deformação das caraterísticas macrogeométricas do implante. Um binário de inserção elevado (até 80 N cm) não impediu a osteointegração nem aumentou a reabsorção óssea marginal em torno de implantes cónicos carregados precocemente, pelo menos até 12 meses após a colocação do implante, considerando que o prognóstico a longo prazo é desconhecido. São necessários mais ensaios aleatórios controlados com amostras maiores e um acompanhamento mais longo[46]

v. ESTABILIDADE INICIAL INADEQUADA

A introdução de implantes osseointegrados em medicina dentária simboliza um ponto de viragem na prática clínica dentária. A carga imediata (IL) de implantes dentários ganhou recentemente popularidade devido a vários factores, incluindo a redução do tempo de tratamento e do trauma, bem como os benefícios estéticos e psicológicos para o paciente. Um pré-requisito fundamental para o sucesso do implante é a estabilidade primária substancial no momento da inserção e após a carga do implante. Pode ser considerado como o princípio unificador subjacente à necessidade de um volume e densidade ósseos adequados, implantes mais compridos ou mais largos, e o prazo de 3-6 meses recomendado antes da colocação dos implantes em função. Uma estabilidade primária deficiente é uma das principais causas de fracasso dos implantes; outras causas relacionadas com o fracasso dos implantes incluem a inflamação, a perda óssea e a sobrecarga biomecânica[48]

Dois termos, como a estabilidade primária e secundária do implante, estão relacionados com a terapia de implantes. A estabilidade primária está associada ao envolvimento mecânico de um implante com o osso circundante, enquanto os fenómenos de regeneração e remodelação óssea determinam a estabilidade secundária (biológica) do implante. Uma estabilidade primária segura está positivamente associada a uma estabilidade secundária. A extensão da estabilidade do implante pode também depender da situação dos tecidos circundantes. A quantidade e a qualidade do osso, a geometria do implante e a técnica cirúrgica adoptada também se encontram entre os factores clínicos predominantes que afectam a estabilidade primária[48]

Pré-requisitos para uma estabilidade primária bem sucedida

A estabilidade primária é conseguida quando o implante é colocado no osso numa posição em que fica "bem assente". Isto permite que o implante se adapte mecanicamente ao osso hospedeiro até ser alcançada a estabilidade secundária. Foi demonstrado que uma estabilidade primária deficiente do implante compromete o processo de osseointegração. O sucesso desta adaptação, no entanto, depende de vários factores, incluindo a densidade e dimensão do osso que envolve o implante, o desenho do implante e a técnica cirúrgica utilizada[48]

Torque de inserção inadequado

- A colocação de implantes com pouco torque pode ser um fator de falha do implante. Os implantes soltos estão sujeitos a movimento durante o período de cicatrização, o que interfere com a osseointegração. Existem algumas razões pelas quais os implantes podem não ter estabilidade primária, incluindo Preparação excessiva do local com movimentos excessivos de entrada e saída durante a perfuração

- Utilização de brocas para osso denso ou brocas para osso de baixa densidade

- Seguir uma trajetória elíptica ou imprecisa durante a perfuração do que o diâmetro do implante para uma boa estabilidade inicial.

No osso tipo 4, a osteotomia deve ser realizada com osteótomos (após a utilização da broca piloto) para condensar o osso lateralmente, em vez de o remover com brocas[48]

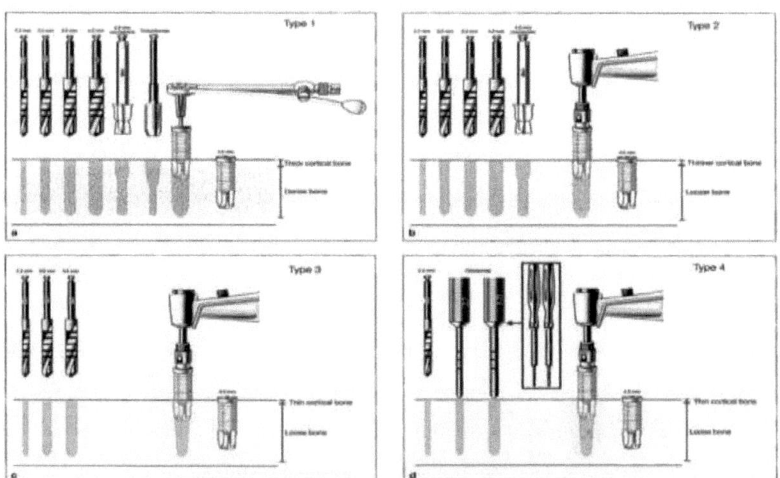

Fig 51-(a a d) Sequência recomendada para alargar a osteotomia de implante quatro tipos de densidade óssea

Fonte- fig2-97 Louie Al Faraje Complicações cirúrgicas em Implantologia Oral

Prevenção

A perfuração conservadora da osteotomia é essencial para evitar uma estabilidade inicial inadequada. No osso tipo 1, por exemplo, devem ser utilizadas todas as brocas, incluindo a broca de roscar. No osso de tipo 2, a broca de rosca não é, na maioria das vezes, necessária. No osso de tipo 3, a osteotomia deve ser um pouco mais estreita do que o diâmetro do implante para uma boa estabilidade inicial. No osso tipo 4, a osteotomia deve ser criada com osteótomos (após a utilização da broca piloto) para condensar o osso lateralmente, em vez de o remover com brocas[48]

Métodos de avaliação da estabilidade primária do implantes dentários de carga imediata

A estabilização dos implantes de carga imediata no osso lamelar circundante foi padronizada utilizando uma variedade de técnicas, incluindo o perioteste, a análise da frequência de ressonância (RFA) e a análise da resistência ao binário de corte

Perioteste

O perioteste tem sido considerado um método fiável para aferir a estabilidade primária, sendo composto por uma haste metálica de batimento numa peça de mão, que é acionada electromagneticamente e controlada eletronicamente. Os sinais produzidos pela batida são convertidos em valores únicos denominados "valores de perioteste". O perioteste demonstrou ser útil na determinação da estabilidade do implante, não só em implantes convencionais, mas também em implantes dentários IL.

De acordo com Dilek et al. a IL só pode ocorrer se os valores de perioteste estiverem entre -8 e +9. Os resultados de Abboud et al. também relataram que valores de perioteste de "-4" são indicativos de um protocolo de IL bem-sucedido. No entanto, outros estudos deram um intervalo ainda mais estreito para os valores de perioteste, ou seja, -4 a -2 e -4 a +2.[47]

Análise de frequência de ressonância (RFA)

A RFA pode ser utilizada para monitorizar as alterações na rigidez e estabilidade na interface implante-tecido e para discriminar entre implantes bem sucedidos e fracassos clínicos, tendo sido substituída pelo "quociente de estabilidade do implante (ISQ)" introduzido por Ostell (Integration Diagnostics). Num estudo recente, Zix et al.98

compararam dois métodos não invasivos utilizados para medir a estabilidade dos implantes dentários, como o Periotest e a RFA (Osstell). Os resultados mostraram que ambas as técnicas de medição tinham uma associação significativa com o diâmetro do implante; no entanto, a técnica RFA pareceu ser mais precisa em comparação com o periotest[47]

Análise da resistência ao binário de corte

Na análise da resistência ao binário de corte (CRA), é medida a energia necessária para que um motor elétrico corte o osso durante a cirurgia de implantes. Foi demonstrado que esta energia está significativamente associada à densidade óssea, que influencia a estabilidade primária. A CRA pode ser utilizada para determinar a dureza óssea e também para localizar áreas de baixa densidade óssea. Um medidor de binário incorporado na broca é utilizado para determinar o binário de inserção. De acordo com O'Sullivan et al., existe uma diferença significativa na ARC entre os tipos de osso tipo 1 e tipo 4. A principal limitação desta técnica é o facto de não fornecer qualquer informação sobre a qualidade do osso até ser efectuada uma osteotomia[46]

w. BIÓTIPO GENGIVAL

A reconstrução estética é uma preocupação importante para o médico dentista e para os pacientes na medicina dentária atual. Um sorriso esteticamente agradável engloba a forma, o tamanho e a posição dos dentes que estão em relação harmoniosa com os tecidos moles circundantes. Esta compatibilidade dos tecidos moles com os tecidos duros depende de uma miríade de factores, um dos quais é o biótipo gengival, que diz respeito ao padrão e espessura específicos do tecido gengival à volta dos dentes. As observações da literatura, no entanto, ilustram que as disparidades no tecido gengival podem afetar o resultado do tratamento estético que surge como resultado da variabilidade na resposta do tecido gengival ao insulto cirúrgico reconstrutivo [49]

Biótipo gengival e forma do dente

Existem dois tipos principais de anatomia gengival, ou seja, plana e recortada, identificadas como a gengiva marginal volumosa, ligeiramente recortada/plana com dentes curtos e largos e a gengiva marginal fina e altamente recortada com dentes longos e delgados. Vários estudos relataram variabilidade na aparência clínica de tecidos periodontais saudáveis com base no tipo de dente, forma e formato (relação CW/CL). As variáveis clínicas associadas identificadas são a profundidade do sulco gengival à sondagem, o nível de inserção à sondagem, o preenchimento da papila e a quantidade de recessão gengival. Verificou-se que os indivíduos com dentes compridos e estreitos têm um periodonto comparativamente fino, um elevado preenchimento da papila e exibem mais recessão gengival, menos profundidade do sulco gengival à sondagem do que os indivíduos que têm uma forma dentária curta e larga com um biótipo gengival espesso. Assim, existe uma influência significativa da relação entre o tipo de dente, a forma e o formato (CW/CL) no nível de inserção à sondagem, no preenchimento da papila e na quantidade de recessão gengival nas superfícies dentárias faciais. Portanto, as disparidades no resultado estético podem surgir como resultado da variabilidade na resposta do tecido ao trauma cirúrgico reconstrutivo[49]

Biótipo gengival e implantologia

O biótipo gengival foi descrito como um dos elementos-chave para um resultado de tratamento bem sucedido em implantologia, tendo sido sugerido que a presença de papila entre os implantes unitários imediatos e os dentes adjacentes está correlacionada com um biótipo espesso e plano. Para além disso, foi observada uma maior recessão gengival nas restaurações de implantes unitários imediatos com um biótipo fino e recortado. Um biótipo gengival espesso é uma caraterística desejável que afecta positivamente o resultado estético de uma restauração de implante porque o biótipo de tecido espesso é mais resistente a insultos mecânicos e cirúrgicos. Com base na literatura atual, o biótipo gengival espesso está em oposição ao biótipo gengival fino. O biótipo mais espesso, disponível com uma placa labial espessa, potencia a regeneração à volta do implante (mantendo o enxerto ósseo e o enxerto de tecido mole em posição, melhora o fecho primário da ferida, a revascularização e a proteção do local). Além disso, é possível obter uma melhor profundidade dos tecidos moles peri-implantares devido à resistência à recessão da mucosa. O biótipo mais espesso é melhor para ocultar a margem de titânio/metal, acomodando-se melhor a diferentes posições do implante e à angulação resultante do pilar. No entanto, nos casos com uma variedade de biótipo fino, a seleção do pilar suscita mais preocupações devido à sua incapacidade de barricar para ocultar a margem de titânio/metal e à elevada tendência para a recessão da mucosa em caso de irritação/insulto. Assim, para a variedade de fenótipo de tecido fino, a cirurgia minimamente invasiva ou sem retalho é mais apelativa porque minimiza os compromissos com o fornecimento de sangue ao osso subjacente e diminui o risco de recessão após a colocação do implante[49]

Biótipo gengival e espessura da placa labial

Para os pacientes com um biótipo gengival fino, devem ser tomados cuidados extremos durante a extração para evitar a fratura da placa labial. Cook et al. avaliaram a correlação entre a espessura da placa vestibular e os biótipos gengivais finos ou espessos - utilizando informações obtidas através de tomografia computadorizada de feixe cônico (TCFC), impressões diagnósticas e exames clínicos de dentes anteriores maxilares - e concluíram que existia uma associação significativa entre o biótipo gengival e a espessura da placa vestibular. De acordo com Fu et al, a espessura do tecido gengival vestibular tem uma associação moderada com o osso subjacente.[49]

Biótipo gengival e espessura da membrana Schneideriana

A complicação mais comum durante os procedimentos de enxerto sinusal é a perfuração da membrana sinusal. Esta condição pode ocorrer após o acesso ao pavimento do seio através da parede lateral ou da crista da crista. Observações clínicas levaram os clínicos a sugerir uma correlação entre a espessura da membrana sinusal e o risco de perfuração. Um estudo de 2008, realizado por Aimetti et al, efectuou biópsias da mucosa maxilar do pavimento do seio durante intervenções cirúrgicas otorrinolaringológicas e mediu a espessura gengival[51]

Biótipo do tecido no planeamento do tratamento com implantes

Os estudos examinaram a forma como a espessura da mucosa e a largura biológica afectam a perda óssea da crista à volta dos implantes. O estudo em animais efectuado por Berglundh & Lindhe concluiu que o tecido gengival fino pode levar à perda de osso marginal durante a formação da largura biológica peri-implantar. Outro estudo histológico efectuado por Huang et al. referiu que os locais de implantes com mucosa fina eram propensos a defeitos ósseos angulares, enquanto o osso crestal estável era mantido em implantes rodeados por mucosa espessa. De acordo com Abrahamsson et al, os tecidos espessos (ou seja,> 2,5 mm) podem evitar uma recessão óssea crestal significativa; no entanto, os autores recomendam que se evite a colocação supracrestal de implantes se um implante estiver rodeado por um biótipo fino. A recessão gengival é uma das complicações mais comuns resultantes da colocação de implantes em dentes anteriores unitários.

O biótipo gengival é uma chave de diagnóstico para prever o sucesso estético de um implante. De acordo com Evans & Chen, a recessão gengival aumenta em pacientes com biótipos finos imediatamente após restaurações de implantes unitários. Para além disso, a papila entre os implantes unitários imediatos e os dentes adjacentes está significativamente associada a um biótipo gengival espesso.

Os pacientes com mucosa espessa e plana tenderam a manter a altura da papila do implante. A reabsorção alveolar dramática na direção apical e lingual é possível em pacientes com um biótipo fino. A perda de tecidos peri-implantares pode resultar na perda da placa facial, com o implante a assumir uma cor acinzentada; nestes casos, podem ser necessárias cirurgias adicionais de enxerto ósseo e de tecidos moles. A colocação imediata de um implante em um biótipo gengival espesso oferece resultados previsíveis.[51]

Um estudo de Jung et al. de 2007 avaliou diferentes materiais (titânio, titânio ceramizado, zircónio e zircónio ceramizado) que foram colocados sob a mucosa vestibular de mandíbulas de porcos, juntamente com enxertos de tecido conjuntivo de espessura variável.

A cor do tecido foi medida por um espetrofotómetro. Todos os materiais alteraram a cor da mucosa fina (1,5 mm), sendo o titânio o que produziu a maior alteração. Na mucosa normal (2,0 mm), apenas o titânio alterou a cor. Na mucosa espessa (3,0 mm), não foram observadas alterações em nenhum dos materiais. Os resultados sugerem que é preferível utilizar pilares de zircónio para mucosa peri-implantar fina, para evitar alterações de cor da mucosa.[51]

Métodos para determinar a espessura gengival

Foram propostos muitos métodos para medir a espessura gengival. A espessura gengival pode ser avaliada através do método direto, do método da transparência da sonda (TRAN), de dispositivos ultra-sónicos e de exames de tomografia computadorizada de feixe cónico (CBCT)[50]

No método direto, a espessura do tecido é medida utilizando uma sonda periodontal. Quando a espessura é >1,5 mm, foi categorizado como biótipo espesso e se for inferior a 1,5 mm, foi considerado como fino. Este método tem limitações inerentes, como a precisão da sonda, que é de 0,5 mm, a angulação da sonda durante a sondagem e a distorção do tecido durante a sondagem.[50]

No método TRAN, o biótipo gengival é considerado fino se o contorno da sonda for mostrado através da margem gengival a partir do sulco (Figs. 4 e 5). Este método foi considerado altamente reprodutível com 85% de repetibilidade intra-examinador (kappa-0,7, p.002) num ensaio clínico com 100 indivíduos periodontalmente saudáveis.[50]

A utilização de dispositivos ultra-sónicos para determinar a espessura é um método não invasivo. A dificuldade de determinar a posição correta para obter medições reprodutíveis, a indisponibilidade e o custo elevado do aparelho limitam a utilização deste método.

Um estudo efectuado por Eger em numerosos cadáveres e em seres humanos revelou que 95% das medições repetidas estavam dentro de um limite superior a 1 mm, com um coeficiente de repetibilidade global de 1,20 mm[50].

Recentemente, a TCFC foi utilizada para visualizar e medir a espessura dos tecidos duros e moles. Fu et al. relataram que as medições por TCFC da espessura do osso e dos tecidos moles labiais são precisas e concluíram que as medições por TCFC podem ser um método mais objetivo para determinar a espessura dos tecidos moles e duros do que as medições diretas[50]

TRATAMENTO

A melhor forma de converter um tecido mole fino num biótipo espesso é através do enxerto de tecido conjuntivo subepitelial. Vários outros procedimentos de aumento de tecidos moles incluem: - técnica do rolo modificado e uso de matriz dérmica acelular. A fisioterapia oral pode melhorar a queratinização dos tecidos[50].

Conclusão

Uma vez que os biótipos de tecidos têm diferentes arquitecturas gengivais e ósseas, apresentam diferentes respostas patológicas quando sujeitos a insultos inflamatórios, traumáticos ou cirúrgicos. Estas diferentes respostas ditam diferentes modalidades de tratamento. As técnicas cirúrgicas periodontais actuais têm o potencial de melhorar a qualidade dos tecidos, melhorando assim o ambiente de restauração. Assim, ao ter em consideração os biótipos do tecido gengival durante o planeamento do tratamento, podem ser desenvolvidas estratégias mais adequadas para a gestão periodontal, resultando em resultados de tratamento mais previsíveis.[50]

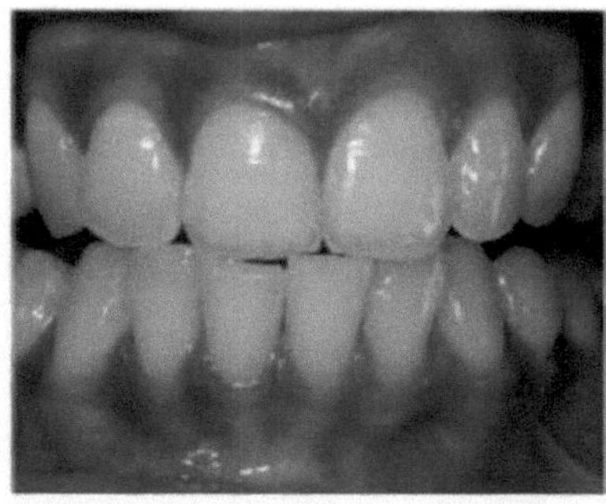

Figure 1 Thick periodontal biotype.

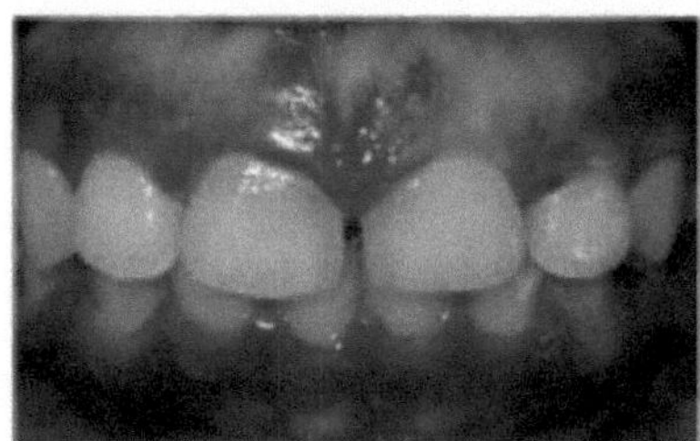

Figure 2 Squarish teeth with flat gingival architecture.

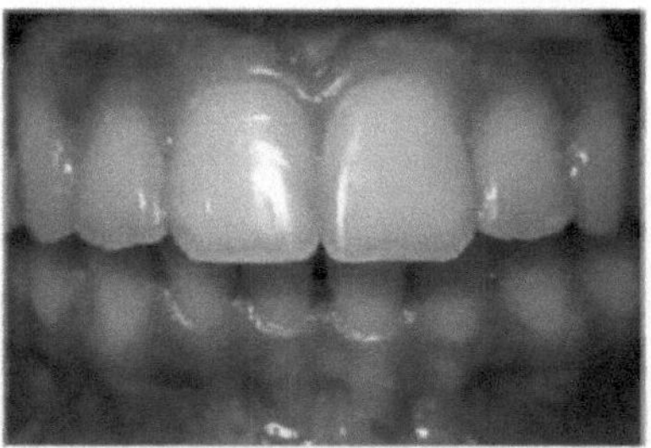

Figure 3 Thin periodontal biotype.

Fig 52- Diferentes tipos de biótipo gengival

Source- http://dx.doi.Org/10.1016/j.ksujds.2013.06.003

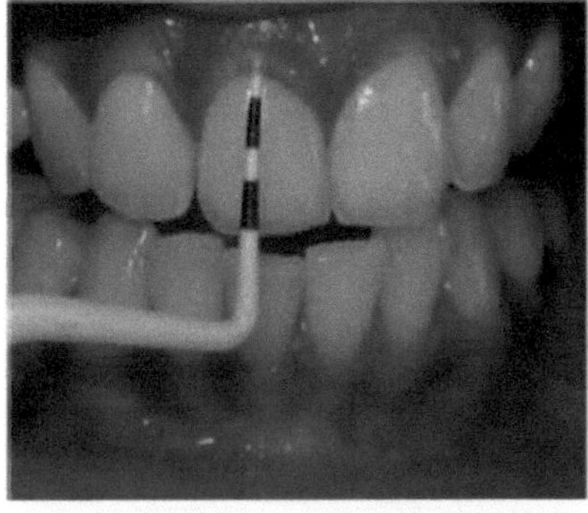

Probe not visible through the sulcus.

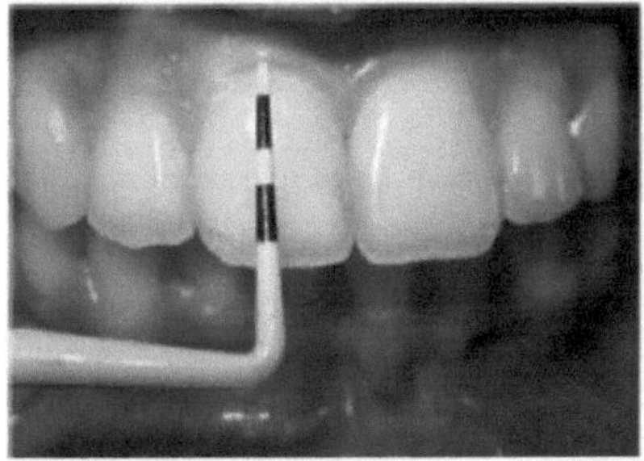

Probe visible through the sulcus.

Fig. 53 métodos biótipo para determinar a gengiva

Source- http://dx.doi.org/10.1016/j.ksujds.2013.06.003

7. COMPLICAÇÕES A CURTO PRAZO (PRIMEIROS 6 MESES DE PÓS-OPERATÓRIO)

a. DOR PÓS-OPERATÓRIA

Se for utilizada uma avaliação pós-operatória e uma técnica cirúrgica rigorosa, podem ser alcançadas elevadas taxas de sucesso e satisfação do paciente com a ajuda de implantes A dor persistente após a colocação de implantes dentários pode ocorrer imediatamente após a cirurgia, sem causa orgânica aparente e sem quaisquer défices neurosensoriais. A incidência de sintomas neuropáticos do trigémeo após procedimentos dentários no maxilar, incluindo cirurgia de implantes, é extremamente baixa (aproximadamente 0,9%) e raramente é referida na literatura[52].

A maioria dos pacientes irá sentir dor ligeira a moderada após a colocação de implantes dentários, mas o papel exato que os factores gerais e específicos desempenham neste processo é pouco conhecido. Os factores gerais dos pacientes, como o sexo, os níveis de ansiedade e o tabagismo, têm sido implicados na exacerbação da perceção da dor pós-operatória. Factores adicionais, específicos da colocação cirúrgica de implantes, que podem aumentar a dor pós-operatória incluem: técnicas de enxerto, número de implantes colocados, localização posterior do implante (possivelmente devido a uma maior extensão do retalho cirúrgico), geração de calor excessivo resultante de um arrefecimento inadequado da broca cirúrgica/interface óssea, retalhos cirúrgicos extensos, má gestão do retalho e sobre-torque do implante[53].

A maior parte dos estudos investigou a eficácia de diferentes analgésicos no tratamento da dor pós-operatória, utilizando um modelo estabelecido de extração de terceiros molares. Embora existam diferenças óbvias entre a extração de um dente e a colocação de um implante dentário, os tecidos mucosos e alveolares são traumatizados em ambos os procedimentos, resultando em mecanismos semelhantes de dor inflamatória. Ao examinar a literatura existente sobre a utilização de analgésicos na gestão da dor pós-extração, podem ser tiradas conclusões preliminares sobre a sua eficácia como analgésicos pós-operatórios para procedimentos com implantes.[52]

Table 1 Post-operative pain related to general and site-specific factors	
General factors	Site specific
Gender (increased pain reported by females)	Increased numbers of implants
High anxiety levels	Placement within posterior regions
Smoking habits	Use of grafting techniques
	Extent of flap
	Operator technique
	Heat generation at surgical site

Tabela 12: Dor pós-operatória relacionada com factores gerais e específicos do local

Fonte -BDJ 2014:217:123-127

A dor não deve estar associada ao implante após a cicatrização. A percussão e as forças até 500gm (1,2psi) podem ser utilizadas clinicamente para avaliar a dor ou o desconforto do implante. A dor durante a função do implante coloca-o nos critérios subjectivos de falha do implante. A sensibilidade de um implante durante a função pode colocar o implante em critérios de sobrevivência que podem exigir algum tratamento clínico[54]

A prescrição de 1 g de paracetamol quatro vezes por dia demonstrou ser eficaz quando comparada com os AINEs, ao mesmo tempo que acarreta menos riscos para o processo de osteointegração. O paracetamol deve, por conseguinte, ser considerado como um analgésico pós-operatório de primeira linha. Pode obter-se uma analgesia melhorada com a adição de codeína, embora, devido às tolerâncias individuais variáveis, a dosagem de codeína deva ser avaliada caso a caso. Embora 60 mg de codeína combinados com paracetamol quatro vezes por dia ofereçam um alívio ótimo da dor, este regime deve ser ponderado em relação ao potencial de aumento dos efeitos secundários. Em caso de dúvida, deve ser adoptada uma dosagem reduzida de codeína. Finalmente, é necessária mais investigação para avaliar o risco para o processo de osteointegração colocado pelos analgésicos comummente prescritos. [53]

Table 2 Summary of advantages/disadvantages associated with commonly employed analgesics in dental implant placement

Medication	Advantages	Disadvantages
NSAIDs Non-selective COX selective	Excellent pain relief Beneficial anti-inflammatory effects Cheap Excellent pain relief	Uncertain impact on osseointegration process Drug interactions Limited use in patients' suffering gastric conditions and asthmatics Expensive Concerns over side-effects
Paracetamol	Excellent pain relief Minimal impact on osseointegration process Inexpensive	No anti-inflammatory effects
Opioids	Good pain relief	Addiction No anti-inflammatory effects
Corticosteroids	Anti-inflammatory action	Non-selective inhibition of inflammatory response Reduction of osteoblast adhesion with potential compromise of osseointegration process

Tabela 13 Resumo das vantagens/desvantagens associadas aos analgésicos analgésicos comummente utilizados na colocação de implantes dentários.

Fonte -BDJ 2014:217:123-127

b. Reabertura da linha de incisão

A linha de incisão pode reabrir logo após a cirurgia e pode comprometer os resultados finais da cirurgia de implantes, aumentando o risco de infeção em toda a área cirúrgica e afectando o resultado estético dos tecidos moles no pós-operatório[55]

Técnicas preventivas

Incisão médio-crestal lines

Quando a incisão da crista não é feita no meio do rebordo da crista, as suturas ficam localizadas no lado vestibular ou lingual do rebordo alveolar, onde a atividade dos músculos subjacentes pode aumentar a incidência de reabertura da linha de incisão quando os lábios, as bochechas e a língua se movem devido à tensão nas suturas[55]

Abstinência tabágica

A associação entre o consumo de cigarros e o atraso na cicatrização de feridas é bem conhecida. A nicotina é um vasoconstritor que causa isquémia tecidular e prejudica a cicatrização. Além disso, a nicotina aumenta a adesividade plaquetária, o que contribui para a oclusão microvascular trombótica e isquemia tecidular. Além disso, a proliferação de glóbulos vermelhos, fibroblastos e macrófagos é reduzida pela nicotina[55]

Técnica de sutura correta

A sutura correta é um aspeto importante da colocação de implantes. Muitos implantes e enxertos ósseos foram infectados porque as suturas não proporcionaram uma vedação adequada do local da cirurgia. Os retalhos bem suturados cicatrizam mais rapidamente e por intenção primária com edema reduzido, enquanto os retalhos abertos cicatrizam por intenção secundária, que é geralmente acompanhada por perda de tecido e cicatrizes[55]

Materiais

- Fácil de manusear
- Fácil de deslizar
- Ausência de cavidades em estruturas tridimensionais
- Nó bem apertado
- Resistente à tração
- Atraumático

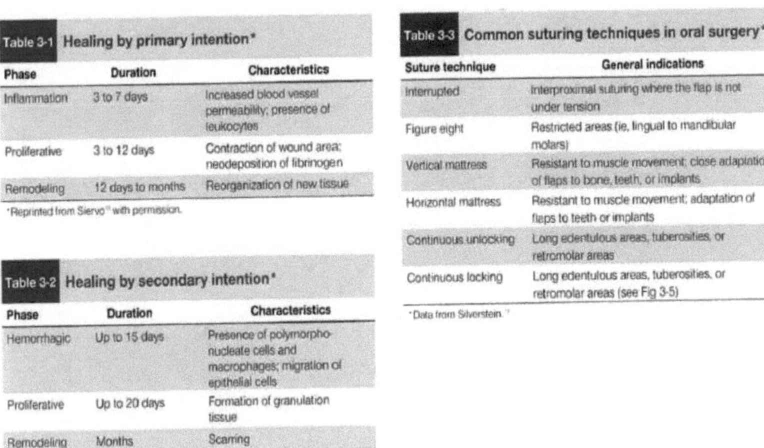

Table 3-1 Healing by primary intention*

Phase	Duration	Characteristics
Inflammation	3 to 7 days	Increased blood vessel permeability; presence of leukocytes
Proliferative	3 to 12 days	Contraction of wound area; neodeposition of fibrinogen
Remodeling	12 days to months	Reorganization of new tissue

*Reprinted from Siervo[11] with permission.

Table 3-2 Healing by secondary intention*

Phase	Duration	Characteristics
Hemorrhagic	Up to 15 days	Presence of polymorpho-nucleate cells and macrophages; migration of epithelial cells
Proliferative	Up to 20 days	Formation of granulation tissue
Remodeling	Months	Scarring

*Reprinted from Siervo[11] with permission.

Table 3-3 Common suturing techniques in oral surgery*

Suture technique	General indications
Interrupted	Interproximal suturing where the flap is not under tension
Figure eight	Restricted areas (ie, lingual to mandibular molars)
Vertical mattress	Resistant to muscle movement; close adaptation of flaps to bone, teeth, or implants
Horizontal mattress	Resistant to muscle movement; adaptation of flaps to teeth or implants
Continuous unlocking	Long edentulous areas, tuberosities, or retromolar areas
Continuous locking	Long edentulous areas, tuberosities, or retromolar areas (see Fig 3-5)

*Data from Silverstein.[12]

Quadro 14 (a) cicatrização por intenção primária (b) cicatrização por intenção secundária (c) técnicas de sutura comuns em cirurgia

Fonte - tabela-3-1 a 3-3 Louie A1 faraje Surgical complicações em implantologia oral.

Encerramento da tensão

O fechamento do retalho sem tensão é de particular importância quando os retalhos são suturados sobre um rebordo alveolar aumentado após procedimentos de enxerto ósseo, como a regeneração óssea guiada (ROG), o enxerto de bloco de facetas ou a técnica de splilridge. O volume original de tecido mole não será suficiente para cobrir o rebordo alveolar recém-aumentado, e o fechamento do retalho sem tensão exigirá uma técnica de liberação do retalho.[55]

Técnica de libertação de retalho

O retalho pode ser libertado para permitir o encerramento sem tensão, marcando a camada periosteal do retalho com uma lâmina afiada[55]

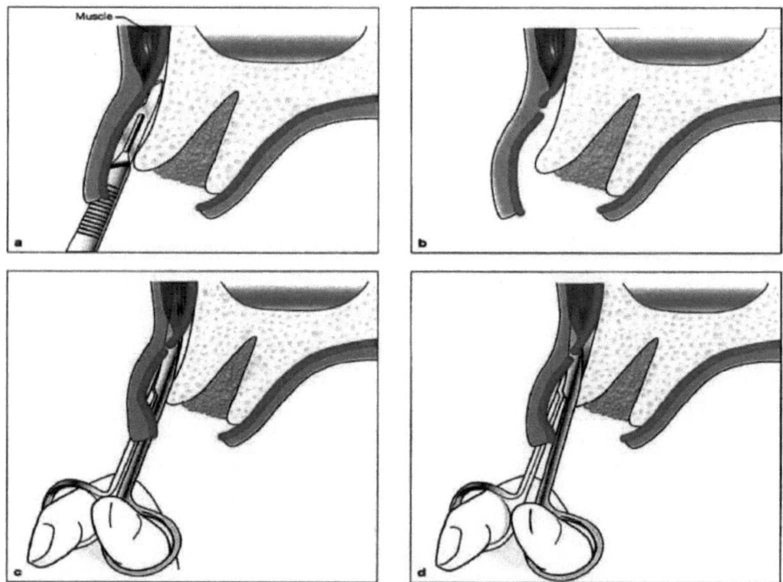

Fig 3-6 *(a and b)* The periosteum layer of the flap is scored for tension-free closure. *(c and d)* Muscle-layer release is performed after scoring of the periosteum for additional tension release in an extensive augmentation procedure.

Fig. 54 tratamento de uma linha de incisão ropened

Fonte -Louie A1 faraje Complicações cirúrgicas em implantologia oral.

Tratamento de uma linha de incisão reaberta

Determinar a causa. Por exemplo, se uma prótese provisória amovível for a causa da reabertura da incisão, a área sobre o implante deve ser aliviada. lSe a reabertura da incisão for menor, não deve ser feita qualquer tentativa de fechar o tecido. A linha de incisão cicatrizará por segunda intenção. Se a formação de tecido de granulação se mantiver durante mais de 2 semanas, o corte das margens epiteliais da ferida com brocas de diamante grosseiras encorajará o processo de granulação.[55]

Descolamento do retalho da mucosa devido a uma técnica de sutura incorrecta. A reabertura da linha de incisão aumenta o risco de infeção; assim, é muito importante manter uma boa higiene oral. O doente deve manter a área limpa e utilizar um enxaguamento oral com clorexidina a 0,1% (por exemplo, Peridex, Zila) pelo menos duas vezes por dia. A descamação do retalho da mucosa é comum quando as incisões são reabertas e não é problemática porque o tecido de granulação acabará por cobrir o defeito [55]

c. EXPOSIÇÃO DO PARAFUSO DE COBERTURA DURANTE O PERÍODO DE CICATRIZAÇÃO

A exposição espontânea precoce pode ser um fator prejudicial adicional que resulta na perda óssea crestal precoce em torno de implantes submersos. Adell e colaboradores sugeriram que qualquer comunicação com a cavidade oral observada durante as primeiras 6 semanas de pós-operatório deve ser tratada através da excisão do local perfurado, mobilização do retalho, nova sutura e ajuste adequado da prótese. Block e Kent, que investigaram os factores que comprometem a cicatrização de implantes endósseos, descobriram que a exposição precoce espontânea parecia estar associada a uma maior incidência de perda óssea da crista[56]

As perfurações precoces espontâneas foram classificadas de acordo com o grau de exposição do implante, desde a Classe 0 (sem perfuração) até à Classe IV (exposição completa). A mucosa oral intacta e perfurada que cobre os implantes dentários também foi estudada histologicamente. É lógico sugerir que nas Classes 0 e I, em que não existe comunicação direta entre o implante e o ambiente oral. Ocorrerá menos perda óssea peri-implantar entre a cirurgia de estágio I e estágio II, em comparação com implantes que apresentam exposições de Classe II, III ou IV. Para além disso, as lesões de Classe IV, em que o implante está completamente exposto, resultarão em menos perda óssea peri-implantar em comparação com as lesões de Classe II e III[56]

A exposição precoce de uma parte da estrutura do implante dentário através do tecido mole circundante pode levar a uma complicação grave durante a fase inicial de cicatrização,[57]

A exposição precoce, total ou parcial, dos parafusos de cobertura pode ser considerada um foco de acumulação de placa bacteriana. Se não for tratada, pode resultar em inflamação, danos na mucosa periimplantar e possível perda óssea[57]

PODE OCORRER EXPOSIÇÃO DO PARAFUSO DE COBERTURA DEVIDO A:

- Suturas demasiado apertadas.
- Fecho da aba sob tensão.
- Diminuição da quantidade de tecido queratinizado.
- Bordos da ferida rasgados ou um retalho lacerado.
- Puxão muscular ao longo dos bordos da ferida.
- Hábitos orais como o tabaco e o álcool.

CLASSIFICAÇÃO DE ACORDO COM TAL[56]

- Classe 0: A cobertura da mucosa sobre o implante está intacta.
- Classe I: Observa-se uma rutura na mucosa que cobre o implante. A comunicação oral do implante pode ser detectada com uma sonda periodontal, mas a superfície do implante não pode ser vista (Figs. 1a e 1b)

- Classe II: A mucosa acima do parafuso de cobertura é fenestrada e o parafuso de cobertura é visível. Os bordos da abertura da perfuração não alcançam nem se sobrepõem aos bordos do parafuso de cobertura em nenhum ponto (Fig. 2).
- Classe III: O parafuso de cobertura é visível. Em algumas partes, os bordos da abertura de perfuração sobrepõem-se aos bordos do parafuso de cobertura (Fig. 3).
- Classe IV: O parafuso de cobertura está completamente exposto (Fig. 3).

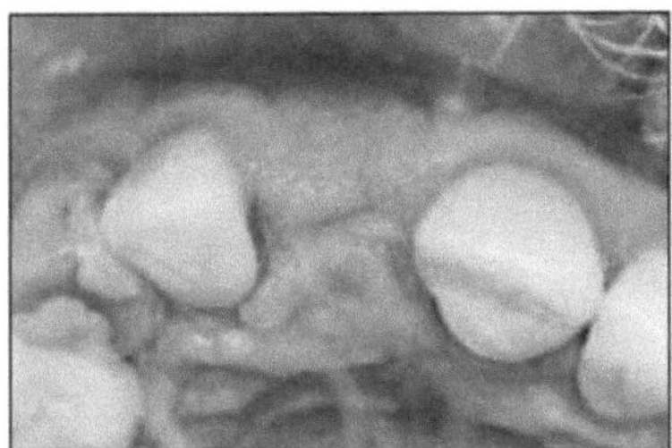
Fig 1a Class I perforations 3 weeks postsurgery.

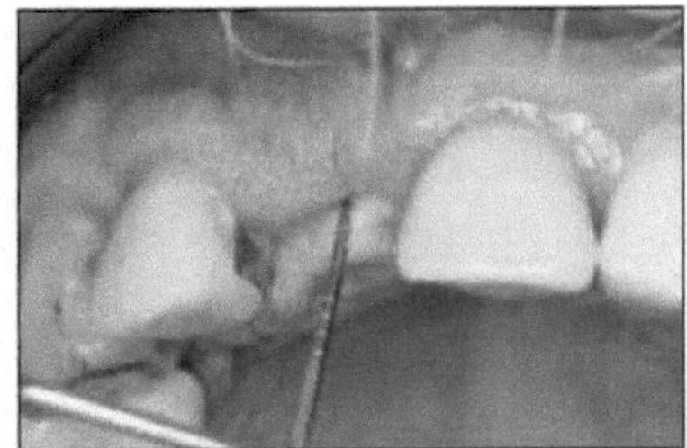
Fig 1b Oral cavity-implant communication was detected by probing, but the implant surface is not visible (original magnification ×2).

Fig. 55 (a,b) Exposição de coberturas
Fonte -intechopoen.com

Gestão[57]

Modalidade de tratamento n.º 1: inclui a limpeza profissional do parafuso de cobertura se for detectada placa bacteriana ou cálculo. O parafuso de cobertura deve ser limpo mecanicamente, utilizando curetas específicas, ar abrasivo, taça de borracha, pasta de polimento, reforço das instruções de higiene oral e bochechos com digluconato de clorexidina a 0,12%. Períodos de recoleção mais curtos para se estiverem presentes sinais de inflamação. As radiografias são indicadas para avaliar a morfologia do osso peri-implantar.

Modalidade de tratamento n.º 2: inclui a identificação dos microrganismos e a terapia antibiótica. Na presença de exsudados purulentos, é indispensável uma informação microbiana específica. Devem ser recolhidas amostras microbiológicas para identificar os possíveis agentes patogénicos. Se o paciente apresentar um problema peri-implantar localizado, pode ser considerada uma terapia antibiótica tópica.

Modalidade de tratamento n.º 3: inclui a exposição cirúrgica do parafuso de cobertura e a adaptação de um pilar de cicatrização para evitar o recrescimento da mucosa e facilitar a higiene oral do paciente.

Modalidade de tratamento n.º 4: inclui o tratamento típico da peri-implantite

Conclusão:

As complicações pós-operatórias dos tecidos moles podem ser devastadoras para o sucesso global do implante. Infelizmente, os factores que influenciam a cicatrização dos tecidos moles são numerosos. A ameaça potencial de deiscência é a colonização bacteriana que pode ocorrer entre a superfície do implante e o ambiente oral. Se não for tratada, pode haver danos na mucosa peri-implantar e possível perda óssea. Assim, é importante detetar estas exposições precocemente para evitar complicações mais graves[57]

d. Perda de osso ou exposição da rosca durante o período de cicatrização

A perda óssea excessiva durante o período de cicatrização antes da cirurgia da segunda fase pode ocorrer por uma variedade de razões. A infeção e a carga prematura de uma prótese provisória são duas causas primárias de perda óssea antes da colocação da restauração definitiva. O reconhecimento do fator etiológico exato da perda óssea precoce ou da exposição da rosca nem sempre é possível e, além disso, em muitos casos há mais do que um fator etiológico envolvido[58].

Factores que causam a perda óssea

O objetivo desta secção é analisar os possíveis factores responsáveis pela perda óssea que ocorre entre a inserção do implante e a fase de restauração. As complicações relacionadas com a prótese, que surgem após a entrega das restaurações de implantes, não fazem parte do âmbito deste texto. Alguns dos factores abaixo mencionados causam uma perda óssea limitada; outros, como a infeção, podem causar uma grande perda óssea num curto período de tempo e levar ao fracasso do implante[58].

Microcap

Quando um pilar é ligado a um implante, forma-se um microcap na interface. Conforme discutido na secção de complicações, a plataforma do implante nunca deve ser colocada abaixo do nível da crista óssea; em vez disso, deve ser colocada pelo menos 0,20 mm acima da crista alveolar, dependendo da espessura do tecido mole, para que o microgap seja supracrestal. Outra opção viável é mover o microgap para longe do osso e em direção ao centro do implante, utilizando o conceito de platform-switching.[58]

Infeção e peri-implantite

A peri-implantite é um processo infecioso que, se não for tratado, conduz à perda óssea e ao fracasso do implante. Bactérias periodontopáticas. A relação entre a acumulação de placa bacteriana e a peri-implantite está bem documentada na literatura.

Uma das causas da peri-implantite é a transmissão de bactérias periodontopáticas dos dentes naturais para os implantes. Aoki et al identificaram Actinobacillus action mycetemcomitans, prevatella intermedia, porphyromonas gingival is, Treponema denticola e Fusobacterium nucleatum na fenda gengival dos dentes adjacentes como a fonte de colonização dos implantes. Para reduzir o risco de periimplantite, estes agentes patogénicos devem ser eliminados da cavidade oral através de tratamento periodontal preventivo antes da colocação do implante.[58]

Higiene oral

Uma má higiene oral tem um impacto negativo no prognóstico de um implante. A periodontite induzida pela placa bacteriana que existe durante o período de cicatrização pode infetar o implante. A deteção precoce e o tratamento imediato de implantes infectados podem parar o processo de reabsorção óssea e evitar a possível consequência da perda do implante. . A contaminação do corpo do implante antes da colocação pode levar a peri-implantite e deve ser evitada para minimizar este risco.[58]

Traumatismo cirúrgico

Geração de calor. O sobreaquecimento do osso no momento da cirurgia resultará na morte e reabsorção das células ósseas. O limiar de temperatura para a morte das células ósseas é de 1 minuto a 47oC ou 7 minutos a 40oC.2s A reabsorção óssea devido ao sobreaquecimento pode ser localizada, limitada à plataforma ou ao ápice do implante, ou mais extensa. As técnicas para minimizar a produção de calor durante a colocação do implante são descritas em pormenor em Complicações[58]

Necrose por compressão. O desaperto dos implantes durante a inserção pode causar compressão óssea e subsequente necrose e reabsorção óssea.[58]

Pressão durante o período de cicatrização

Pressão exercida pelas próteses provisórias. A utilização de uma prótese provisória mal ajustada durante a fase de cicatrização pode exercer uma pressão ou trauma indesejável sobre os implantes e os tecidos circundantes e pode induzir a perda óssea[58]

Pressão de alimentos duros. A ingestão de alimentos duros durante o período inicial de cicatrização coloca uma carga oclusal excessiva sobre os implantes. Colocação inadequada dos implantes no próprio osso. Todo o comprimento do implante deve ser fixado no osso, exceto se for realizado um procedimento simultâneo de ROG[58]

Doença sistémica

Certas doenças sistémicas, incluindo a diabetes não controlada e a osteoporose, podem afetar a osseointegração dos implantes e levar à perda óssea durante a fase de cicatrização.[58]

Factores do doente

O facto de os doentes não seguirem as instruções pós-operatórias, não tomarem os medicamentos recomendados, não se dirigirem ao médico imediatamente após terem notado um problema e não cumprirem as consultas pós-operatórias, negam ao médico a oportunidade de intervir atempadamente e de alterar o destino de um implante ou enxerto ósseo que não funciona[58].

Outras causas

Outras razões para a reabsorção óssea precoce durante o período de cicatrização incluem uma distância inter-implantar inadequada e a utilização de implantes com um módulo de crista liso (ou seja, design de pescoço liso). A perda óssea nestas situações não é significativa, mas deve ser evitada.[58]

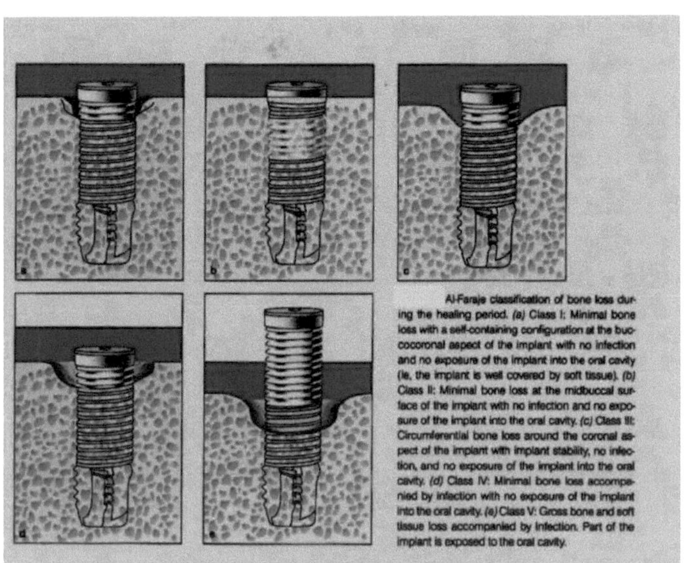

Al-Faraje classification of bone loss during the healing period. *(a)* Class I: Minimal bone loss with a self-containing configuration at the buccocoronal aspect of the implant with no infection and no exposure of the implant into the oral cavity (ie, the implant is well covered by soft tissue). *(b)* Class II: Minimal bone loss at the midbuccal surface of the implant with no infection and no exposure of the implant into the oral cavity. *(c)* Class III: Circumferential bone loss around the coronal aspect of the implant with implant stability, no infection, and no exposure of the implant into the oral cavity. *(d)* Class IV: Minimal bone loss accompanied by infection with no exposure of the implant into the oral cavity. *(e)* Class V: Gross bone and soft tissue loss accompanied by infection. Part of the implant is exposed to the oral cavity.

fig 56 Al Faraje classifaication of bone losos during healing period

Fonte- Fig 3-9 Louie Al Faraje Complicação cirúrgica em Implantologia Oral

e. PERI-IMPLANTITE

Uma lesão periapical de implante é uma infeção localizada no ápice de um implante. Uma lesão periapical de implante é um processo infecioso rápido (osteólise associada ao implante) e a coalescência de patologia periapical adjacente com o segmento apical de um implante dentário que resulta numa lesão comum. A peri-implantite retrógrada é definida como uma lesão clinicamente sintomática (radiolucência) em torno da parte mais apical de um implante osseointegrado (enquanto a porção coronal do implante atingiu uma superfície normal osso-implante), que exibe a capacidade de se espalhar coronalmente, proximalmente e facialmente. Quirynen et al. afirmaram que a peri-implantite retrógrada também deve ser distinguida da não-integração, que ocorre quando o ápice de um implante toca uma raiz adjacente e/ou quando o implante é inserido numa lesão endodôntica ativa do dente adjacente. As principais diferenças entre a LIP e a peri-implantite residem na composição microbiana, na taxa de expansão e na via de infeção. Os microrganismos encontrados na peri-implantite estão mais frequentemente associados a agentes patogénicos periodontais, enquanto os encontrados na LIP se assemelham à composição dos agentes patogénicos endodônticos[59]

O local mais comum de ocorrência da LIP são os pré-molares superiores. A maior incidência de fracturas, raízes finas e bífidas, constrição da junção cemento-esmalte, uso frequente de pinos e alvéolos de extração dos pré-molares, que tornam a remoção da infeção ainda mais limitada, podem explicar a maior incidência de infeção residual que permanece após a extração do pré-molar superior[59]

Classificação

A LIP pode ser classificada em lesões activas e inactivas, de acordo com a atividade da infeção. A lesão inativa pode ocorrer devido a uma cavidade óssea residual que se assemelha a uma cicatriz óssea apical que ocorre devido à colocação de um implante mais curto do que o local preparado. As lesões infecciosas também podem ocorrer se os implantes forem colocados adjacentes a um local infetado ou se o implante for contaminado antes da colocação. As lesões ósseas também podem ocorrer devido ao sobreaquecimento do local do implante. As lesões também são classificadas de acordo com a sua fase de avaliação como uma infeção aguda (não supurada e supurada) ou crónica (ou abcesso periapical)[59]

A patologia endodôntico-implantar pode ser dividida em 2 tipos de casos, de acordo com a principal via de infeção: 1) implante-dente, que ocorre durante a preparação da osteotomia, quer por trauma direto, quer por dano indireto que provoca a desvitalização da polpa adjacente e 2) dente-implante, que ocorre logo após a colocação do implante, quando um dente adjacente desenvolve uma patologia periapical, quer por dano operatório à polpa, quer por reativação de uma lesão apical prévia. Em ambos os tipos, a patologia periapical resultante contamina o acessório e inibe a osteointegração do implante durante a fase I da cicatrização[59]

ETIOLOGIA

É evidente que a LIP tem uma origem multifatorial, causada principalmente pela presença de patologia microbiana pré-existente ou trauma cirúrgico durante a cirurgia de implantes.

As lesões dos implantes podem ser divididas em 3 partes:

(1) Factores relacionados com o implante: incluindo a contaminação da superfície do implante durante a produção ou a inserção, a falta de biocompatibilidade e diferentes concepções da superfície do implante

(2) Factores do doente: incluindo a presença de uma patologia óssea pré-existente ou adjacente (de origem endodôntica ou periodontal), a presença de fragmentos de raízes residuais ou corpos estranhos no osso, a colocação de implantes num seio maxilar infetado, a colocação de implantes num local com má qualidade óssea, doentes que utilizam bisfosfonatos orais a longo prazo e tabagismo

(3) Factores dentários: incluindo o sobreaquecimento do osso (fator traumático), o aperto excessivo do implante com compressão das lascas ósseas, a sobrecarga do implante e a implantação acidental de células epiteliais gengivais

DIAGNÓSTICO

Após a descoberta de uma lesão periapical de implante infetado, esta deve ser tratada de forma agressiva. Compreender o momento do aparecimento e reconhecer os sinais e sintomas precoces da LIP são cruciais para limitar os danos associados. Clinicamente, os doentes podem queixar-se de inchaço, uma fístula facial, por vezes associada a sensibilidade, e uma bolsa periodontal profunda acompanha normalmente o aparecimento de lesões periapicais de implantes infectadas, que são demonstradas por uma radiografia periapical. A formação de um trato sinusal é a manifestação clínica mais comum, mas a dor intensa é um achado pouco frequente e a formação de bolsas é rara. Durante a fase I da cicatrização, as radiografias são uma ajuda valiosa na deteção precoce destas lesões, talvez mesmo antes da formação do trato sinusal. As radiografias pós-operatórias imediatas são essenciais para avaliar a colocação do implante e para serem utilizadas como linha de base em casos com alterações ósseas8. As radiografias periapicais no terceiro mês do primeiro estágio de cicatrização devem ser realizadas rotineiramente como orientação para a LIP crónica5. No entanto, a lesão pode não ser evidente nas radiografias periapicais da mandíbula, devendo ser claramente evidente num estudo de TC ou numa radiografia oclusal. Pode ser confirmada por uma fístula extra-oral ou um inchaço no pavimento da boca[59]

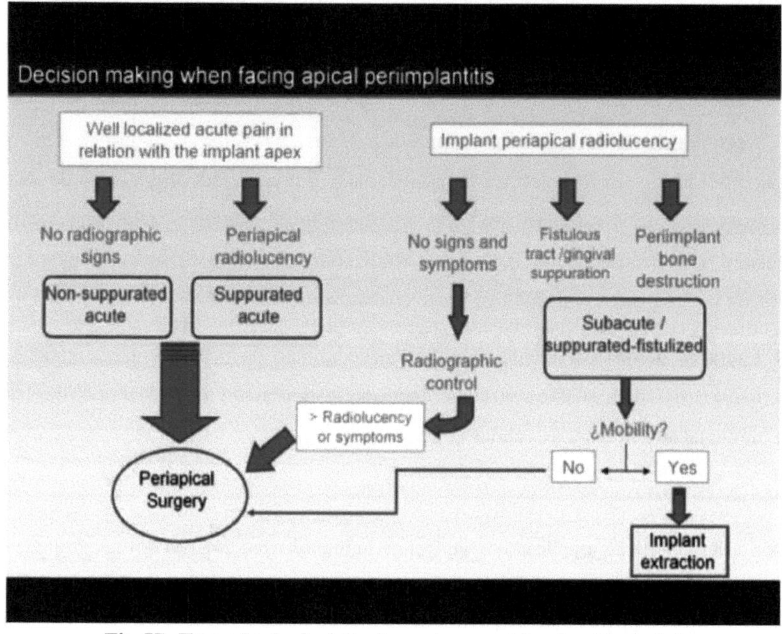

Fig 57- Tomada de decisão durante a peri-implantite facial

Fonte- Intechopen.com

Gestão

O tratamento varia consoante o tipo de lesão. O principal objetivo do tratamento da lesão periapical é a eliminação da infeção; o segundo objetivo é a sobrevivência do implante. As diretrizes de tratamento baseiam-se em 4 fases: 1) reconhecimento de sinais e sintomas precoces, 2) identificação das causas, 3) remoção das fontes de infeção e 4) reconstrução do tecido hospedeiro perdido para colocação imediata ou futura de implantes.

As terapias para a LIP são semelhantes às da periimplantite: 1) tratamento não cirúrgico com antibióticos sistémicos; 2) tratamentos ressectivos, incluindo desbridamento juntamente com desintoxicação da superfície do implante e um procedimento de apicoectomia intra-oral (ápice do implante); 3) tratamentos regenerativos, incluindo desbridamento, desintoxicação da superfície do implante, um procedimento de apicoectomia intra-oral (ápice do implante) e regeneração óssea guiada; e 4) remoção do implante infetado[59]

1. Tratamentos não cirúrgicos

A monoterapia através de antibióticos sistémicos não consegue alcançar a resolução completa da LIP5. Na melhor das hipóteses, a terapia antibiótica sistémica resulta na resolução parcial dos sintomas clínicos associados à lesão periapical, enquanto que, noutro caso, nem mesmo a cicatrização temporária do trato sinusal foi revelada. É improvável que a administração de antibióticos por si só seja bem-sucedida devido às dificuldades em erradicar colónias bacterianas da LIP15. Os antibióticos podem ser utilizados como adjuvantes para reduzir o nível de infeção antes da cirurgia e não para induzir a resolução da lesão. Os critérios para a seleção de antibióticos diferem e incluem a etiologia, a presença ou ausência de dor e de abcesso, o tempo de início e se a lesão endodôntica é aberta ou fechada5. A penicilina, a clindamicina e a eritromicina são antibióticos de primeira linha para as infecções dentárias4. As bactérias associadas a implantes com falhas foram consideradas sensíveis aos seguintes antibióticos: penicilina G, amoxicilina, uma combinação de amoxicilina e metronidazol e amoxicilina-clavulanato[59].

2. Tratamentos de ressecção

Com base nos conhecimentos mais recentes, se o implante dentário apresentar uma osteointegração estável e a lesão periapical não colocar em risco a região adjacente, sugere-se que se evite a remoção do implante e que se efectue um desbridamento completo da lesão. A intervenção cirúrgica compreende 3 etapas: (1) remoção do tecido infetado através de desbridamento mecânico; (2) descontaminação da superfície do implante; e (3) lavagem completa da caixa óssea infetada para remover os microrganismos destacados e evitar a formação de novas colónias através de um efeito de nucleação[59]

3. Tratamentos regenerativos

A reconstrução do tecido perdido é a última fase do tratamento da LIP. A controvérsia sobre o uso de membranas e substitutos ósseos ainda existe, mas o uso de membranas oclusivas em defeitos de tamanho crítico (defeitos com mais de 5 mm de diâmetro) parece ser importante para a formação e maturação óssea ideais5. O substituto ósseo tem como objetivo evitar o colapso da membrana e localizar uma elevada concentração de antibióticos no local infetado durante um período mais longo5. O tipo de cicatrização alcançado parece incluir uma banda fibrosa de tecido entre o implante e o enxerto ósseo, e a reosseointegração pode não ser alcançada3. Num estudo, a reosseointegração não ocorreu ou foi mínima e difícil de alcançar em superfícies de implantes meticulosamente limpas que tinham sido expostas a contaminação bacteriana[59]

4. Remoção de implantes falhados

A degradação à volta dos dentes naturais não é a mesma que à volta dos implantes. Lindhe et al. referiram que esta última lesão é uma osteomielite e não uma periodontite, pelo que o tratamento provavelmente falharia. Por conseguinte, a melhor forma de atuar seria remover a estrutura do implante. Após a remoção dos implantes falhados, outra controvérsia parece ser a de saber se o aumento ósseo deve ser efectuado por uma abordagem faseada ou por uma abordagem simultânea. O último método pode reduzir o tempo de tratamento, mas existe um risco mais elevado associado à potencial recorrência da infeção[59]

Prevenção

A LIP é uma doença que pode ser prevenida. Uma combinação de avaliação cuidadosa dos locais de implante planeados para potenciais contaminantes, técnicas cirúrgicas cuidadosas e manutenção de técnicas de esterilização meticulosas pode limitar a incidência de lesões periapicais de implantes infectados. Recentemente, foram desenvolvidas várias escovas rotativas para aumentar a eficácia dos esforços de desbridamento das superfícies expostas dos implantes (TiBrush Strauman®PeriBrush™ Tigran Technologies AB; i-Brush, Hubermed; RotoBrush-Salvin). A sua eficácia continua por comprovar[59]

f. SINUSITE MAXILAR PÓS-OPERATÓRIA

A maxila posterior edêntula fornece geralmente uma quantidade limitada de volume ósseo devido à atrofia do rebordo alveolar e à pneumatização do seio maxilar. Consequentemente, a colocação de implantes dentários no maxilar posterior pode ser complicada. Uma vez que estes implantes são normalmente inseridos marginalmente ao pavimento do seio maxilar, esta abordagem apresenta um risco elevado de assentar o implante no seio maxilar. Em geral, tem sido referido que a extensão dos implantes para o seio maxilar não desempenha um papel significativo no resultado do implante[35]

A altura média do seio maxilar é de 36 a 45 mm, a largura média mesiodistal é de 25 a 35 mm e a profundidade média é de 38 a 45 mm (lateral-medialmente). O volume total médio do seio maxilar é de 13,6 ± 6,4 cc. O volume mínimo do seio maxilar é de 3,5 cc, enquanto o máximo é de 31,8 cc (Uchida, 1998b). O óstio está localizado no aspeto superior da parede medial do seio maxilar, acima do primeiro molar (van den Bergh et al., 2000). O padrão normal de drenagem do seio maxilar é para o meato nasal médio por meio de um óstio que ocorre naturalmente. Esta informação pode ser utilizada para prevenir complicações do seio maxilar, como a sinusite, devido à obstrução do óstio[35]

A sinusite maxilar pode ocorrer como resultado da contaminação do seio maxilar com agentes patogénicos orais ou nasais ou através de obstrução ostial causada por edema pós-operatório da mucosa maxilar, hematoma e seroma. O inchaço da mucosa pode levar à redução da permeabilidade da unidade óstio-meatal. Esta unidade desempenha um papel fundamental no desenvolvimento da sinusite, através do comprometimento do sistema de limpeza mucociliar (Bertrand & Eloy, 1992).A sinusite maxilar também pode ocorrer devido a fragmentos ósseos não vitais que flutuam livremente no seio maxilar. O desenvolvimento de sinusite após o aumento do seio maxilar pode estar diretamente relacionado com distúrbios de drenagem, principalmente como resultado de desvios septais e alergias combinados com cornetos inferiores e médios sobredimensionados (Mardinger, 2007a)[35]

É sabido que a perfuração ligeira da membrana sinusal devido à colocação de implantes cura normalmente de forma espontânea. No entanto, o nosso estudo anterior demonstrou que quando os implantes penetravam na mucosa do pavimento sinusal mais de 4 mm, as porções dos implantes que se estendiam para a cavidade sinusal não eram totalmente cobertas por uma membrana sinusal recém-formada[35]

Num estudo, mais de metade dos implantes apresentaram espessamento da mucosa em torno das partes dos implantes expostas à cavidade sinusal. Curiosamente, não foram induzidos sintomas de sinusite maxilar pelo espessamento da mucosa no período de acompanhamento (6 a 10 meses). Isto deveu-se provavelmente ao facto de o inchaço do revestimento da mucosa se ter limitado ao pavimento do seio maxilar. Poder-se-ia esperar um aumento do espessamento da mucosa ao longo do tempo. Poderão ser necessários mais estudos com um intervalo de tempo mais longo para determinar se o espessamento da mucosa pode tornar-se uma fonte de sinusite nestes doentes. Timmenga et al. referiram que a ocorrência de sinusite pós-operatória após o enxerto ósseo do pavimento do seio é limitada a pacientes com predisposição para a sinusite. Isto implica que a exposição do implante à cavidade sinusal pode contribuir para o desenvolvimento de sinusite maxilar em pacientes com uma predisposição para a sinusite, porque pode provocar o espessamento da mucosa, o que é suscetível de afetar o complexo osteo-meatal[35]

A maioria das falhas de implantes ocorre 3 a 6 meses após a cirurgia, e normalmente não estão associadas a uma infeção do seio maxilar (Becker et al., 2008). O diagnóstico clínico de sinusite é caracterizado por uma tríade de sintomas: congestão nasal, secreção ou obstrução e dor de cabeça (Manor et al., 2010). Se se desenvolver uma infeção (por exemplo, dor, vermelhidão e sensibilidade) sem flutuação, são administrados antibióticos. Os agentes patogénicos encontrados incluem *Strepococcus /-hemolítico, Enterococcus, Peptostreptococcus, Pneumococcus, Staphylococcus* (Doud Galli et al., 2001) e *Actinomicose* (Roth & Montone, 1996). Os antibióticos mais eficazes no alívio das infecções sinusais são a amoxicilina, o trimetoprim sulfametoxazol e o cefaclor. A amoxicilina com ácido clavulânico e a clindamicina também são comumente utilizadas (Regev et al., 1995).[35]

Foi referido que a extensão do implante para a cavidade nasal pode dar origem a rinossinusite. A explicação mais provável para esta complicação, tal como referido por Raghoebar et al., é o facto de a alteração do fluxo de ar nasal poder induzir a irritação da mucosa nasal. É possível que a extensão do implante para a cavidade do seio maxilar possa alterar a função normal do seio maxilar da mesma forma que na cavidade nasal. Para além disso, podem acumular-se detritos nas superfícies expostas dos implantes que se estendem para a cavidade do seio maxilar e que não estão cobertas pela membrana antral. Branemark et al. referiram que, quando as partes dos implantes introduzidas na cavidade nasal ou sinusal estavam cobertas por mucoperiósteo normal, não causavam efeitos secundários indesejáveis nas cavidades. Para diminuir o risco de desenvolvimento de efeitos secundários, recomendamos que o levantamento das membranas mucosas dos seios nasais seja efectuado antes da inserção de implantes num maxilar superior reabsorvido, onde a penetração nos seios nasais é inevitável.[35]

Transient sinusitis	Chronic sinusitis
1. Use of decongestants and antibiotics 2. Follow-up after 2 weeks 3. If no recovery, transient sinusitis has possibly evolved into subacute sinusitis needing further treatment: a. Continuation of decongestants and antibiotics b. Maxillary drains for sinus irrigation c. CT scanning and consideration of functional endoscopic sinus surgery if no recovery within 3 weeks	1. Use of decongestants and antibiotics 2. CT scanning and functional endoscopic sinus surgery

Tabela -16 diferença entre sinusite transitória e crónica

Fonte - Complicações clínicas dos implantes dentários Sugwan Kim intechopen.com

1. Preoperative evaluation of sinus clearance-related factors 2. Postsurgery: a nasal decongestant (xylomethazoline 0.05%) and topical corticosteroid (dexamethasone 0.01%) to prevent postsurgery obstruction of the ostium 3. Perioperative antibiotic prophylaxis (cephradine 1 g 3 times daily, starting 1 hour before surgery and continued for 48 hours after surgery)

Fonte - complicações clínicas dos implantes dentários Sugwan Kim intechopen.com

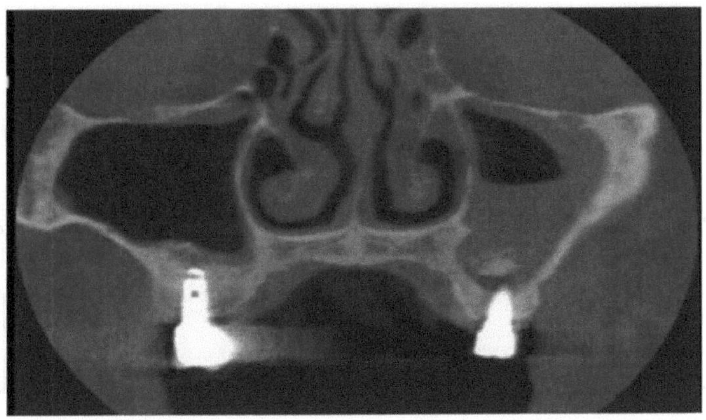

Fig 57-CT SCAN mostra um espessamento significativo da mucosa ao longo de todo o revestimento do seio esquerdo

Fonte - complicações clínicas dos implantes dentários Sugwan Kim intechopen.com

7. COMPLICAÇÕES A LONGO PRAZO

1.COMPLICAÇÃO PROTÉTICA

INTRODUÇÃO

Os tipos de complicações que têm sido relatados em conjunto com implantes de forma de raiz endóssea e próteses de implante associadas são cirúrgicos, perda de implante, perda óssea, tecido mole peri-implantar, mecânicos e estéticos/fonéticos. As complicações mais comuns dos implantes (aquelas com uma incidência superior a 15%) foram o afrouxamento do mecanismo de retenção da sobredentadura (33%), a perda de implantes em maxilares irradiados (25%) e complicações relacionadas com hemorragia (24%), fratura de facetas de resina com próteses parciais fixas (22%), perda de implantes com overdentures maxilares (21%), overdentures que necessitaram de ser reencontradas (19%), perda de implantes em osso tipo IV (16%) e fratura de clipes/implantes de overdentures (16%). Não foi possível calcular uma incidência global de complicações para as próteses implanto-suportadas porque não existiam vários estudos clínicos que avaliassem simultaneamente todas ou a maioria das categorias de complicações. Embora os dados sobre implantes tenham de ser obtidos a partir de diferentes estudos, indicam uma tendência para uma maior incidência de complicações com próteses sobre implantes do que coroas unitárias, próteses parciais fixas, coroas totalmente em cerâmica, próteses ligadas a resina, e pilares e núcleos[60]

A incidência de complicações e as complicações mais comuns foram identificadas em conjunto com coroas unitárias (totalmente metálicas, metalo-cerâmicas e metal revestido a resina), próteses parciais fixas (totalmente metálicas, metalo-cerâmicas e metal revestido a resina), coroas totalmente em cerâmica, próteses ligadas a resina e postes e núcleos.

As próteses parciais fixas convencionais (27%) e as próteses parciais fixas com resina (26%) tiveram incidências de complicações clínicas comparáveis. Também se determinou que as coroas unitárias convencionais (11%) e os pilares e núcleos (10%) tinham incidências de complicações comparáveis que eram inferiores às das próteses parciais fixas. As coroas totalmente em cerâmica tiveram a menor incidência de complicações (8%).[60]

A. Complicações mecânicas

i. Complicações causadas pela colocação desfavorável do implante (má angulação)

Etiologia

A localização incorrecta do implante, o mau posicionamento e a angulação ocorrem geralmente quando o local preferido tem osso insuficiente nessa região, o que pode levar a deformidade anatómica, doença de reabsorção óssea ou trauma. Ocorre principalmente devido à falta de planeamento, à incapacidade de localizar o local ideal com a ajuda de uma férula cirúrgica e a uma técnica cirúrgica imprópria ou inadequada[61].

Prevenção

O planeamento do tratamento pré-operatório inclui determinar se um implante pode ser colocado numa posição ideal ou se é necessário um procedimento de enxerto inicial, o que pode ser feito através da formação de padrões de cera de diagnóstico num molde ou da disposição de dentes protéticos num molde. Utilizando as posições desejadas dos dentes, pode ser fabricado um modelo radiográfico (CBCT) para determinar se existe osso suficiente localizado apicalmente às posições desejadas dos dentes. Também pode ser fabricada uma férula cirúrgica que identifica e aproxima claramente o ângulo e a posição do implante no osso disponível. [61]

Tratamento

O modelo é depois utilizado durante a cirurgia para orientar o processo de colocação do implante A angulação moderada do implante no osso pode ser corrigida através da utilização de um pilar angulado pré-fabricado ou do fabrico de um pilar personalizado. Este processo compensa adequadamente muitas angulações acentuadas dos implantes. No entanto, se o implante também estiver localizado lingualmente em relação à posição pretendida (frequentemente devido a reabsorção óssea facial), poderá ser necessário efetuar um enxerto ósseo para proporcionar a dimensão óssea facial adicional, de modo a obter um posicionamento faciolingual correto do implante.[61]

O enxerto também fornece um volume de osso que pode permitir que o implante seja colocado com uma angulação menor, evitando assim a carga angular da restauração relativamente ao eixo longo do implante[61]

ii. Complicação atribuível à prótese: fixação da sobredentadura complicações e necessidade de revólveres

Etiologia

Todas as próteses necessitam de ser alinhadas novamente, uma vez que ocorrem normalmente alterações nos rebordos residuais. O período de tempo que demora a reabsorção óssea a progredir até ao ponto em que é indicado um reembasamento varia consoante o doente. O tempo também tem sido atribuído ao período de tempo que o paciente esteve desdentado, com mais alterações a ocorrerem nos primeiros anos após a perda do dente. Quando dois implantes foram colocados no aspeto anterior de mandíbulas desdentadas e foram fabricadas sobredentaduras de implantes para pacientes desdentados há menos de 10 anos, os pacientes exibiram uma maior reabsorção anual da crista posterior do que os pacientes com próteses completas[61]

Prevenção

As sobredentaduras de implantes devem ser projectadas de modo a promover a estabilidade horizontal da prótese e a proporcionar resistência vertical ao deslocamento. A estabilidade horizontal óptima é proporcionada por barras fresadas e respectivas superestruturas metálicas que são incorporadas na sobredentadura[61]

Um autor, numa revisão da literatura, sugere que as sobredentaduras podem não ser o tratamento de eleição em pacientes mais jovens ou naqueles que são desdentados há menos tempo. Uma prótese total fixa mandibular implanto-suportada pode proporcionar uma melhor preservação óssea do que uma sobredentadura sobre implantes para estes pacientes[61]

Tratamento

Com pacientes que têm grandes expectativas funcionais em relação à sua prótese ou que exibiram forças oclusais pesadas nas suas próteses completas anteriores (como evidenciado pelo desgaste dos dentes protéticos), é aconselhável aumentar o número de implantes colocados e também aumentar o número de mecanismos de retenção presentes. A estabilidade horizontal óptima é fornecida por barras fresadas e superestruturas metálicas correspondentes que são incorporadas na sobredentadura[61]

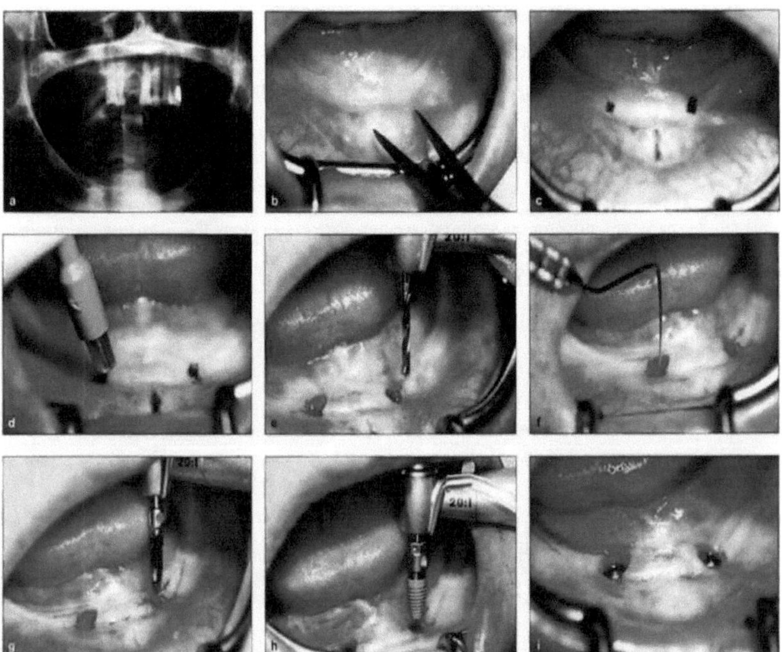

Fig-59 (a) A radiografia panorâmica não revelou a localização exacta do forame mental neste caso. Foi tomada a decisão de colocar os implantes utilizando um protocolo de inserção sem retalho para evitar a transecção do nervo mentoniano durante a incisão. *(b e* c) O osso alveolar num raio de 12 mm de cada lado da linha média foi estabelecido como uma área de baixo risco para a colocação de implantes. *(d)* Foi utilizado um punção de tecido descartável para aceder ao osso da crista. (e) É utilizada uma broca piloto de 2,0 mm para iniciar as osteotomias do implante. *(f)* Após a utilização de cada broca, foi utilizada uma sonda periodontal para verificar se a osteotomia estava completamente dentro do rebordo alveolar. *(g)* A osteotomia do implante foi alargada conforme necessário. *(h)* Os implantes foram colocados. *(i)* Os parafusos de cicatrização são colocados para o protocolo de inserção de duas fases. O paciente foi submetido a um planeamento de tratamento para uma sobredentadura fixa após ter sido identificado um espaço de restauração vertical excessivo. Foram incorporadas tampas de anel 0 na prótese para desengatar os encaixes da bola antes que as forças verticais do cantilever se tornassem excessivas.

Fonte - 2-23 Louie A1 Faraje compicações cirúrgicas em Implantologia Oral

iii. FRACTURAS PROTÉSICAS

Etiologia

As fracturas das sobredentaduras de implantes e das bases das próteses de resina ocorrem devido ao aumento da força exercida pelos pacientes que possuem implantes, pela concentração de tensões produzida quando são incorporados mecanismos de retenção nas próteses e por uma espessura de resina que não é suficiente para resistir às forças exercidas sobre a prótese.

Mesmo a resina e o metal com espessura adequada podem sofrer fadiga ao longo do tempo e falhar. As próteses completas convencionais opostas podem fraturar porque as forças oclusais são maiores agora que os implantes estão presentes na arcada oposta[61]

As fracturas da estrutura metálica das próteses totais fixas sobre implantes e das próteses parciais fixas ocorrem devido a uma espessura inadequada do metal, metal fundido poroso e ligações soldadas porosas e/ou inadequadas.[61]

Prevenção

As fracturas da estrutura metálica de uma prótese total fixa são melhor resolvidas através do fabrico de uma nova estrutura com metal mais espesso. Ocasionalmente, pode ser possível remover os dentes/resina sobrepostos e soldar a estrutura metálica.

As fracturas das estruturas de próteses parciais fixas sobre implantes requerem o fabrico de uma nova prótese. As estruturas metálicas de titânio fresado geradas por desenho assistido por computador (CAD-CAM) têm uma resistência semelhante e menor potencial para porosidades. Oferecem uma maior precisão, uma vez que as variáveis encontradas durante um processo de fundição são evitadas[61]

Tratamento

Uma espessura de resina adequada de, pelo menos, 2 mm sobre os dispositivos de retenção e as estruturas metálicas subjacentes; a presença de forças oclusais fortes pode indicar a necessidade de incorporar uma estrutura metálica.

A prevenção da fratura de próteses opostas é melhor conseguida através de uma espessura de resina adequada na linha média das próteses completas maxilares opostas e na resina que rodeia os entalhes frontais labiais quando ocorrem fracturas da base de resina, a prótese deve ser reparada e a espessura da resina aumentada, se possível. Também pode ser prudente incorporar uma malha metálica no local da reparação[61]

iv. AFROUXAMENTO DE PARAFUSOS E FRACTURAS

Etiologia

O afrouxamento do parafuso costumava ocorrer com os primeiros modelos de parafusos, uma vez que o binário especificado não era aplicado durante o aperto do parafuso devido à falta de dispositivos. Foi proposto que o ajuste da prótese deve ser tal que, quando um parafuso é apertado com um dispositivo de torque, o parafuso deve rodar apenas cerca de um quarto de volta (90 graus) entre o aperto manual firme do parafuso e a obtenção do nível de torque recomendado. Forças oclusais pesadas e cantilevers também contribuem para o afrouxamento e fratura do parafuso[61]

As principais categorias de complicações técnicas ou mecânicas foram relatadas nos estudos incluídos: afrouxamento do pilar ou parafuso, fratura da cerâmica de revestimento ou da coroa, descementação, fratura do pilar ou do acessório coronal e parafuso do pilar[61]

fratura. A maior incidência de afrouxamento do parafuso foi associada a restaurações aparafusadas com implantes de conexão externa. Com implantes de conexão interna, esta complicação foi mais comum na região posterior (4,3%) do que na região anterior. Para reduzir a incidência de fratura da cerâmica de recobrimento ou da coroa, recomenda-se a redução do tamanho da mesa oclusal, a criação de uma altura de cúspide rasa, o aligeiramento dos contactos oclusais, e o fornecimento de uma espessura uniforme e suporte adequado[61] para a cerâmica de recobrimento. Recomendamos a utilização de cimento reforçado com resina para reduzir a possibilidade de descimentação. O estudo descobriu que a incidência de fratura da cerâmica e afrouxamento do parafuso era significativamente maior para as próteses parciais fixas suportadas por implantes restauradas com implantes aparafusados do que para as próteses restauradas com implantes cimentados[61]

Prevenção

A melhor forma de prevenir o afrouxamento dos parafusos e as fracturas é garantir que os parafusos são apertados com um dispositivo de torque manual ou eletrónico e assegurar que as próteses se ajustam corretamente. A redução dos cantilevers da prótese, quando possível, também ajuda a evitar o afrouxamento dos parafusos e/ou a sua fratura. O alinhamento dos implantes de modo a ficarem centrados sob as superfícies oclusais e perpendiculares ao plano oclusal diminui a alavanca que será aplicada aos vários componentes metálicos. Quando os parafusos se soltam, podem ser reapertados. Se o parafuso já estiver em funcionamento há algum tempo, é aconselhável substituir o parafuso por um novo. Ocasionalmente, quando uma coroa é cimentada sobre um pilar, o parafuso do pilar pode soltar-se e não há acesso ao parafuso do pilar para o propósito de o reapertar. Por esta razão, alguns profissionais utilizam parafusos de retenção linguais em vez de cimentarem a coroa para permitir a recuperação futura da coroa quando os parafusos fracturam, podendo ser um desafio remover o fragmento do parafuso. No entanto, o desenho de muitos parafusos mais antigos era tal que não incorporava um ajuste por fricção com as roscas do implante, permitindo assim que um explorador ou outro instrumento dentário fosse utilizado para manipular o fragmento lentamente no sentido contrário ao dos ponteiros do relógio. Quando um parafuso se parte na parte superior da sua secção roscada, pode ficar acessível a um instrumento dentário e o parafuso pode ser rodado no sentido contrário ao dos ponteiros do relógio até poder ser agarrado com um instrumento e removido. Quando o segmento fracturado de um parafuso de retenção de uma prótese está localizado dentro de um pilar pré-fabricado ou personalizado, o pilar pode ser removido, se necessário, para facilitar a remoção do fragmento no laboratório[61]

Tratamento

Quando um parafuso do pilar se solta, foram concebidos métodos para remover as coroas sobrepostas ou as próteses parciais fixas. Um método envolve o fabrico de coroas com tubos roscados concebidos para pequenos parafusos que podem ser rodados e utilizados para soltar a coroa através do contacto entre a extremidade do parafuso e o pilar subjacente. Uma coroa também pode ser fabricada com um orifício cilíndrico deliberado na coroa e uma ranhura no pilar que permite que um instrumento especial seja inserido no orifício da coroa e rodado até a coroa se soltar. Outro método de remoção utiliza um modelo formado a vácuo que serve de guia para fazer um furo através de uma coroa ou prótese no local correto para que o parafuso possa ser acedido[61]

Os métodos de remoção de fragmentos de parafuso que não podem ser rodados com um instrumento manual ou agarrados por um instrumento manual incluem a execução de uma broca em sentido inverso para agarrar e remover o fragmento, a perfuração do fragmento de parafuso para que possa ser agarrado, a retificação de uma ranhura na parte superior.

do fragmento do parafuso e a modificação de algum instrumento para que encaixe na ranhura e o fragmento possa assim ser retirado[61]

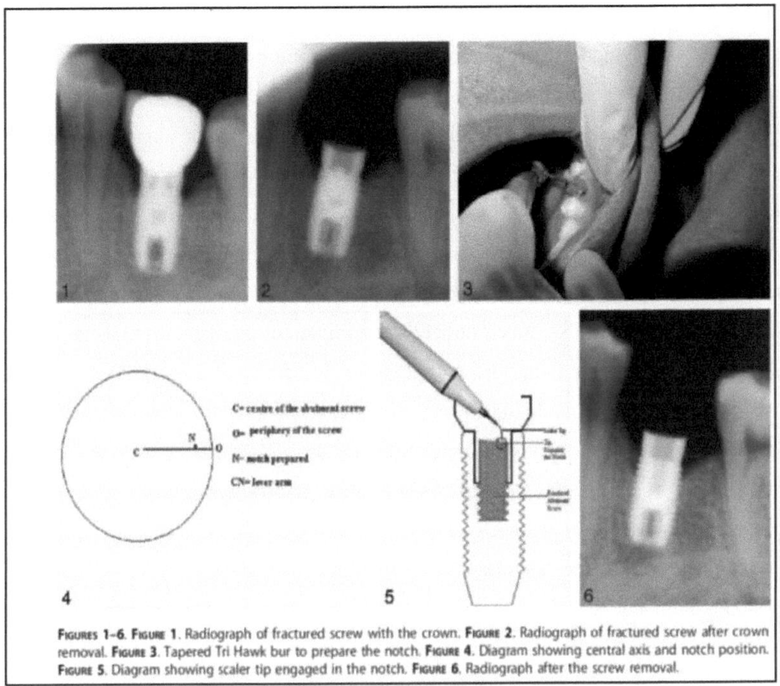

FIGURES 1–6. FIGURE 1. Radiograph of fractured screw with the crown. FIGURE 2. Radiograph of fractured screw after crown removal. FIGURE 3. Tapered Tri Hawk bur to prepare the notch. FIGURE 4. Diagram showing central axis and notch position. FIGURE 5. Diagram showing scaler tip engaged in the notch. FIGURE 6. Radiograph after the screw removal.

Fig 60- Retirada do parafuso fracturado

Fonte - Manpreet S. Wallia Remoção de parafuso de implante dentário fracturado utilizando uma nova técnica: Relato de um caso Journal of Oral implantology.

v. Complicações resultantes de factores do hospedeiro e da sobrecarga do implante: fracturas do implante

Etiologia

As fracturas de implantes ocorrem devido a forças oclusais pesadas, à utilização de implantes de diâmetro padrão em situações em que existem forças oclusais pesadas e à presença de cantilevers substanciais na coroa ou na prótese. As fracturas também ocorrem devido à colocação cirúrgica incorrecta de implantes de forma radicular[61].

Prevenção

Durante o planeamento cirúrgico e a colocação, a densidade óssea deve ser cuidadosamente avaliada para determinar se é necessário efetuar uma perfuração óssea ou se pode ser seguido um protocolo de perfuração automática. Durante o planeamento protético, a melhor forma de evitar a fratura do implante é através dos seguintes meios: (i) limitação da extensão de quaisquer cantilevers; (ii) utilização de um número adequado de implantes; (iii) criação de um alinhamento escalonado dos implantes para uma prótese parcial fixa (não os colocando em linha reta); (iv) criação de uma disposição curva simétrica adequada dos implantes para uma prótese completa fixa e (v) produção de, pelo menos, 10 mm de dimensão anteroposterior para a disposição curva dos implantes para uma prótese completa fixa; e (vi) utilização de implantes de diâmetro mais largo para a substituição de molares unitários. As extensões de cantilever para próteses completas fixas sobre implantes mandibulares não devem exceder uma vez e meia a duas vezes a distância antero-posterior entre os implantes e não devem ser maiores do que a dimensão antero-posterior na maxila. Com próteses parciais fixas sobre implantes posteriores e coroas unitárias sobre implantes, o cantilever horizontal máximo (distância que a coroa ou a prótese se estende lateralmente ao implante) não deve exceder o diâmetro do implante. Para coroas unitárias de implantes anteriores e próteses parciais fixas, o cantilever horizontal máximo não deve exceder o dobro do diâmetro do implante [61]

Tratamento

Quando um implante fratura, existem brocas de trefina disponíveis que podem ser utilizadas para remover o implante. A broca de trefina encaixa-se sobre o implante (o diâmetro interno da trefina é ligeiramente maior do que o diâmetro do implante). A broca de trefina remove um núcleo ósseo que inclui o implante fracturado. Outros métodos de remoção de implantes incluem a utilização de uma ponta cirúrgica fina de diamante ou piezoeléctrica para cortar um canal à volta do implante, de modo a que este possa ser removido utilizando um binário inverso. Depois de o implante ter sido removido, pode ser utilizado um material de enxerto e uma barreira de membrana para preencher o defeito. O médico também pode optar por permitir que a formação de novo osso acabe por preencher a área sem a utilização de um enxerto. Após a cicatrização, pode ser colocado outro implante. Também pode ser possível colocar imediatamente um implante com um diâmetro maior do que o removido com a broca de diamante trefina ou a ponta piezoeléctrica[61].

B. Complicações fonéticas

Os problemas de fala são menos comuns quando se utilizam próteses removíveis estabilizadas por implantes do que com próteses fixas, uma vez que os contornos podem ser mais extensos e os eventuais espaços cobertos por trabalho gengival. As dificuldades estão normalmente relacionadas com as alterações na posição dos dentes em relação àquela a que o paciente está habituado, e podem ser facilmente ultrapassadas através de treino. Os implantes colocados demasiado para lingual em próteses de sobredentadura mandibular resultarão na invasão do espaço da língua e causarão problemas no conforto e na fala do paciente.[62]

A alteração da posição labiolingual e incisocervical dos dentes anteriores é a causa mais comum de problemas de fala associados a próteses fixas implanto-suportadas. Devido à reabsorção para dentro e para cima da maxila anterior, há uma diminuição do espaço lingual anterior após a colocação de implantes e próteses. Se estiver presente um perfil de emergência normal e pequenas alterações espaciais, estas dificuldades são rapidamente ultrapassadas pela adaptação. Os pacientes devem ser encorajados a ler em voz alta para acelerar o processo de adaptação[62]

C. Complicações estéticas

Etiologia

Foram registadas complicações estéticas em conjunto com próteses completas fixas, próteses parciais fixas e coroas unitárias. Foi afirmado que as complicações estéticas anteriores maxilares são a dificuldade mais frequentemente observada na prótese sobre implantes. O contorno, a cor, os espaços de embrasamento e a recessão gengival foram identificados como fontes dos desafios estéticos. Outros desafios estéticos têm sido relacionados com o mau posicionamento dos implantes[61]

Alcançar a forma ideal do tecido mole e a altura da papila interdentária pode ser um desafio quando se colocam implantes em áreas edêntulas altamente visíveis. Podem estar presentes espaços interdentários escuros, o tecido marginal pode ser mais espesso do que a margem gengival presente à volta dos dentes adjacentes, a localização apical da margem do tecido mole pode não estar à mesma altura que os dentes naturais adjacentes ou contralaterais, e as papilas interdentárias podem não possuir a forma ou altura mais desejáveis[61]

Prevenção e tratamento

Em locais esteticamente críticos, é importante lembrar que a colocação de implantes é um processo crítico e pode não ser possível colocá-los sempre no local mais ideal. Quando as dimensões do osso o permitem, os implantes devem ser colocados ligeiramente para o centro faciolingual da área edêntula Quando um implante é colocado lingualmente para o centro faciolingual dos dentes adjacentes, pode ser necessário que a coroa se sobreponha ao tecido mole facial (semelhante ao que ocorre com certos pônticos de próteses parciais fixas) para obter uma forma cervical normal[61]

Quando um implante é colocado demasiado longe na face, pode ter de ser removido, permitindo o preenchimento ósseo, e outro implante subsequentemente colocado numa posição mais favorável. A remoção do implante é mais frequentemente efectuada com instrumentos de trefina [61]

Quanto mais tempo a área estiver desdentada, maior será a probabilidade de existirem tecidos moles. Considerou-se que é mais previsível quando o local do implante em perspetiva possui determinadas caraterísticas antes da extração do dente. As dimensões do complexo dentogengival (distância da crista gengival livre à crista óssea) devem ser idealmente de 3 mm na superfície facial do dente a ser extraído e 4,5 mm nas superfícies interproximais dos dentes adjacentes[61].

Os desvios destas dimensões irão provavelmente produzir défices na estética dos tecidos moles devido à discrepância provocada pela reabsorção óssea e alterações concomitantes no contorno dos tecidos moles. Quando existe uma deficiência estética substancial, conforme observado clinicamente ou a partir de um padrão de cera de diagnóstico formado num molde, pode ser necessário efetuar um enxerto de osso e/ou de tecido mole. A colocação de implantes imediatos e a provisionalização após a extração de um dente têm mostrado resultados bem sucedidos na zona estética maxilar, e as papilas têm sido preservadas[61].

Dependendo da distância interoclusal e das exigências estéticas da anatomia do tecido residual do paciente, pode ser conseguida a reprodução da forma natural da raiz sem a papila gengival. As restaurações de cerâmica da cor da gengiva também podem ser utilizadas para melhorar a aparência cervical[61]

A consideração do perfil de emergência e dos contornos de transição entre o implante e a coroa ou prótese definitiva pode ser utilizada para criar perfis naturais à medida que emergem do sulco gengival. Os pilares angulados e personalizados e o conceito de aumentar os ângulos de transição subgengivalmente quando a altura do tecido é mínima permitem a transição da restauração do diâmetro redondo do implante para a forma de um dente natural à medida que a restauração emerge do sulco gengival. Apesar destes esforços, a correção cirúrgica também pode ser necessária para alcançar os resultados desejados[61]

D. Complicações biológicas atribuíveis à prótese

i. Inflamação e proliferação gengival

Etiologia

A inflamação e proliferação gengival em redor dos implantes dentários foi registada quando as barras de sobredentadura dos implantes ou as estruturas associadas às próteses completas fixas com implantes são colocadas demasiado perto do tecido. Também foi observada em todos os tipos de próteses quando a higiene oral é inadequada. Além disso, os parafusos soltos e/ou fracturados permitem a acumulação excessiva de bactérias que podem produzir este tipo de resposta gengival[61]

Prevenção e tratamento

As barras das sobredentaduras sobre implantes e as extensões cantilever das próteses completas fixas devem estar localizadas 1-2 mm acima do tecido mole. Deve ser mostrado ao doente como limpar adequadamente à volta das suas próteses e este deve ser encorajado a manter um elevado nível de cuidados em casa. Foi afirmado que uma boa higiene oral é o principal fator na prevenção de respostas adversas dos tecidos moles. Uma boa higiene oral deve ter lugar antes, durante e após a colocação de implantes dentários para garantir a saúde do implante. As empresas estão a investigar dentífricos pouco abrasivos que sejam eficazes mas seguros para implantes, dentes naturais e pacientes com implantes completamente edêntulos (Colgate, Procter & Gamble e Rowpar, entre outras).

Em segundo lugar, os produtos não devem irritar o selamento perimucoso, nem corroer e/ou gravar o titânio. Um concentrado de fluoreto elevado de > 3,0 fluoreto de sódio, combinado com um PH baixo, irá remover a camada de óxido nos implantes e pode tornar a superfície de titânio anti-corrosiva. São necessárias escovas interdentais apenas de nylon (sem fio metálico) para evitar riscar o implante ou a prótese.

As escovas interproximais, tais como a I-Prox P ou a I-Prox Plus, funcionam extremamente bem e podem ser mergulhadas em gel ou líquido antimicrobiano sem álcool. É extremamente importante escovar circunferencialmente por baixo, à volta e na fenda peri-implantar.

Existem muitos tipos de fio dentário no mercado e, em geral, recomenda-se vivamente a utilização de fita adesiva não encerada ou de fio específico para implantes, de modo a proteger o tecido que rodeia o implante.

Recomenda-se vivamente que os doentes utilizem irrigadores orais para reduzir a placa bacteriana/biofilme, a inflamação e os perfis de emergência difíceis de alcançar à volta dos implantes. Instrua o doente a utilizar uma ponta não metálica uma a duas vezes por dia e, se houver inflamação, adicione um enxaguamento antimicrobiano sem álcool diluído (dióxido de cloro ou gluconato de clorexidina). Lembre-se de que um tecido queratinizado saudável é a chave para uma vedação perimucosa saudável em torno do implante.

Um parafuso de pilar solto ou fracturado pode produzir inflamação e proliferação gengival localizada. Se um parafuso se soltou ou fracturou, deve ser apertado ou substituído, o que normalmente elimina a complicação dos tecidos moles[61]

ii. CIMENTO RESTANTE NA BOLSA

As próteses retidas por cimento tornaram-se mais populares do que as retidas por parafuso devido às vantagens que oferecem em relação a estas últimas. No entanto, uma desvantagem é que o excesso de cimento pode permanecer sob a margem gengival livre, o que está associado à doença peri-implantar, levando a uma perda óssea grave e ao fracasso do implante[28].

Um estudo de Wilson77 mostrou que o excesso de cimento dentário estava associado a sinais clínicos e endoscópicos de peri-implantite em 81% dos casos e que a remoção do excesso de cimento resultava na resolução da peri-implantite em 74% dos casos[28]

8. MANUTENÇÃO EM IMPLANTES DENTÁRIOS

RECORDAR

- O doente deve ser chamado de novo duas semanas após a realização dos procedimentos de selagem temporária. Nesta altura, verifique a adaptação da prótese e avalie quaisquer problemas que possam ser devidos ao afrouxamento dos parafusos.
- Após essa consulta de revisão, aguardar aproximadamente quatro semanas antes da próxima consulta de revisão. Este intervalo de tempo permite que a prótese funcione e se adapte a um novo regime de higiene. A avaliação do nível de osso é efectuada nesta altura.
- O próximo calendário de revisões é de 1 mês, 3, 6 meses e 12 meses após a entrega da prótese. Após o primeiro ano, o calendário de recordações é aos 3, 5, 7 e 12 anos, para indicar a integridade da prótese, o controlo da placa bacteriana e para monitorização radiográfica.[62]

Nas consultas de convocação devem ser incluídos os seguintes elementos:[62]

^ **Exame oral :** Questionar qualquer anomalia, desconforto, problema mastigatório e problemas funcionais da prótese. No período de 18 meses após a primeira cirurgia, o osso ainda está a cicatrizar, pelo que quaisquer hábitos anormais, como o bruxismo, devem ser verificados e monitorizados. Se existir um problema, deve ser efectuado um tratamento imediato.

^ **Exame intra-oral:** verificar a manutenção da higiene, a formação de bolsas anormais, a hemorragia gengival e o estado dos tecidos peri-implantares. Avaliar cuidadosamente cada indivíduo, uma vez que os índices convencionais dos tecidos moles podem não ser fiáveis na situação dos implantes. Verificar a oclusão e reforçar os procedimentos de controlo da placa bacteriana.

Exame radiográfico: verificar a densidade óssea no local de fixação e monitorizar a perda óssea marginal. Com uma boa radiografia paralela, a perda óssea marginal é medida utilizando as roscas de fixação como referência; as roscas são maquinadas em intervalos de 0,5 mm (Branemark, et al. 1983).[62]

Conforme descrito, a perda óssea marginal pode variar de 1,0 a 1,5 mm verticalmente no primeiro ano (Adell, et al, 1981). Verifique também o ajuste entre o pilar e o acessório e verifique se existem fracturas no acessório. Após o primeiro ano, a perda óssea estimada por ano é inferior a 0,05 - 0,1 mm e oferece um prognóstico previsível a longo prazo[62]

São efectuadas radiografias no momento da ligação do pilar e da inserção da prótese; são efectuadas radiografias de acompanhamento em 1, 3, 5, 7, 10, 15 e 20 anos. Após a revisão de 20 anos, as radiografias são efectuadas de cinco em cinco anos[62]

Funções na manutenção

Papel clínico[62]:

^ Verificar o doente de 3 em 3 ou de 4 em 4 meses

^ Verificar a eficácia do controlo da placa bacteriana

^ Expor radiografias a cada 12 a 18 meses

^ Se a estrutura supra for recuperável, remover e limpar por ultra-sons a cada 12 -18 meses

^ Se o implante necessitar de reparação, desgranular, desintoxicar e enxertar com GBR, se necessário

^ Aguardar 10 a 12 semanas antes de voltar a colocar em funcionamento

Papel do doente[62]:

^ Controlo da placa

^ Utilização de escovas interdentais, manuais e motorizadas (escova proxa, oral-B, escova, Ratadent sonic)

^ Mergulhar a escova em clorhexidina 0,12%

^ Utilização de fios dentais, fios ou fitas embebidos em clorexidina

Função de higienista[62]:

^ Verificar a eficácia do controlo da placa bacteriana

^ Verificar se existem alterações inflamatórias

^ Se a patologia estiver presente, sondar suavemente com uma sonda de plástico

^ Escala supra-gengival

Manutenção pelo doente

- Escovas de dentes
- Escovas interproximais
- Fio dentário
- Pik de água
- Profilaxia II
- Calibre
- Clorexidina
- Colutórios

Limpeza na clínica

> Limpeza por ultra-sons
> Copos de profilaxia macios
> Instrumentos de plástico - Wiz stik

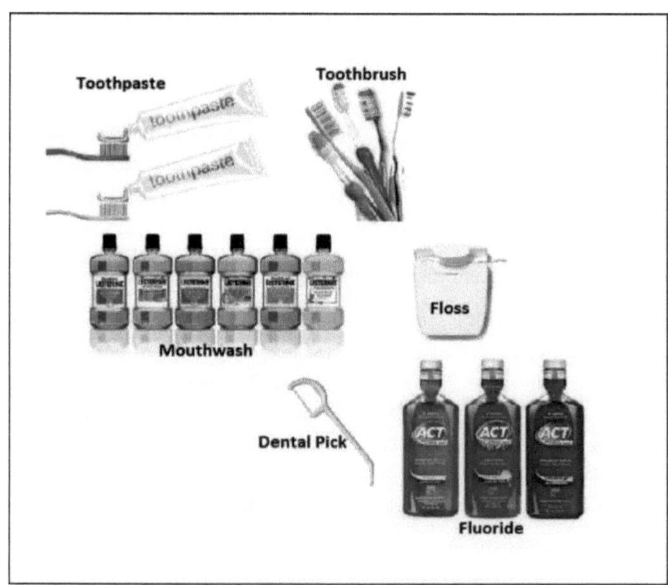

FIG- 57 terapia de manutenção

Fonte - intechopen.com

9. QUESTÕES MÉDICO-LEGAIS

A melhor forma de um dentista se proteger contra a ocorrência e o êxito de acções judiciais por negligência é tomar todas as medidas para garantir que o tratamento prestado é adequado às necessidades do paciente e efectuado com o máximo cuidado e precisão. [63]

Diagnóstico

Um bom tratamento começa com um diagnóstico exato. Por conseguinte, o dentista deve utilizar todas as ferramentas de diagnóstico disponíveis[63]

Consulta dos doentes e consentimento informado

Outro passo importante é reservar tempo para uma consulta completa do doente antes de iniciar o tratamento. Durante esta consulta, devem ser dadas ao doente, pelo menos, duas opções de tratamento diferentes, com todos os riscos e resultados possíveis, bem como o custo de cada opção, devidamente explicados. Uma vez escolhida a abordagem de tratamento, devem ser fornecidos ao doente formulários de consentimento informado que expliquem completamente por escrito o tratamento e o resultado esperado e os riscos associados. [63]

Documentação

É essencial que o médico dentista tenha uma documentação completa de todos os aspectos do diagnóstico e do tratamento. A queixa do doente, os resultados do diagnóstico, os pormenores dos procedimentos realizados (por exemplo, anestesia,)[63]

Referência

O encaminhamento atempado dos doentes para o serviço de urgência ou para especialistas, quando necessário, é absolutamente essencial. Os médicos dentistas nunca devem tentar gerir uma complicação que esteja para além das suas capacidades e experiência clínicas. O paciente deve ser autorizado a levar os formulários para casa e ter tempo suficiente para os ler. Deve ser agendada uma segunda consulta para que o paciente possa fazer perguntas antes de assinar os formulários. Os doentes plenamente informados compreendem melhor os riscos e as possibilidades de resultados negativos e, por conseguinte, têm expectativas mais realistas em relação ao tratamento. O resultado e o acompanhamento devem ser documentados em pormenor, tanto por escrito como através de outros registos, como moldes de diagnóstico, fotografias, radiografias e imagens de TAC. [63]

Seguro de negligência

É também muito importante ter uma boa apólice de seguro de negligência (responsabilidade civil) e um advogado especializado na representação de médicos e dentistas. Quaisquer complicações devem ser imediatamente comunicadas ao fornecedor do seguro de negligência.[63]

10. FORMULÁRIO DE CONSENTIMENTO PARA IMPLANTES DENTÁRIOS

Nome do paciente: Data:

O que são implantes?[64]

Os implantes diferem de outras substituições pelo facto de serem ancorados e suportados pelo maxilar. Embora existam diferenças importantes, funcionam mais como os seus dentes naturais. Podem ser utilizados para a substituição de um único dente ou para a substituição de vários dentes como âncoras para pontes fixas, para próteses parciais e totais amovíveis. Os implantes são colocados cirurgicamente. Normalmente, sob anestesia local, o tecido gengival é refletido e é efectuada uma perfuração precisa de orifícios no maxilar para acomodar os implantes (pilares metálicos cilíndricos) que são imediatamente colocados nos mesmos. O local da cirurgia é então fechado. A segunda intervenção cirúrgica ocorre três a oito meses mais tarde. Os implantes são então avaliados quanto à sua cicatrização e integração bem sucedida com o osso. Nesta altura, poderá ser necessário efetuar algumas revisões. Se o implante não se integrou, terá de ser removido e serão considerados tratamentos alternativos, como a mudança do local ou do implante. Se o implante se tiver integrado com sucesso, é colocado um pilar no implante, que se estende através do tecido gengival até à boca. Na fase protética final, uma manga metálica é enfiada no implante para ancorar a coroa, ponte ou prótese. A taxa protética (coroa, ponte ou prótese de substituição) é separada da taxa cirúrgica. (Iniciais) Alternativas aos implantes Tal como referido anteriormente, as alternativas à substituição de implantes podem ser pontes fixas, próteses parciais e completas amovíveis. Os dentes infectados com raízes sólidas e suporte ósseo podem ser tratados por terapia endodôntica (canal radicular) e restaurados com um pilar e uma coroa. Se estiver a usar atualmente uma prótese mal ajustada, esta deve ser substituída por uma nova ou revestida para um melhor ajuste e para manter o tecido de suporte saudável. A não substituição de dentes em falta causará normalmente um movimento dos dentes, resultando numa mordida desalinhada, cuja correção pode ser difícil e dispendiosa. (Iniciais) Riscos Os riscos cirúrgicos incluem, mas não se limitam a: infeção pós-cirúrgica; hemorragia; inchaço; dor; descoloração facial; perfuração sinusal ou nasal; lesões da ATM; espasmos; fratura óssea; má cicatrização; dormência (parestesia) do lábio, queixo e língua, que é normalmente temporária, mas, por vezes, pode ser permanente. Os riscos protéticos incluem, mas não se limitam a: integração mal sucedida do implante no osso; fratura dos componentes do implante. Se for necessária uma intervenção cirúrgica separada para remover um implante que falhou ou se for necessária uma substituição devido a alteração dos requisitos protéticos, poderá ser cobrada uma taxa adicional. (Iniciais) Condições imprevistas Durante o curso do tratamento, condições orais desconhecidas podem modificar ou alterar o plano de tratamento original. Esta possibilidade requer o consentimento do médico responsável pelo tratamento, em consulta com o paciente, se possível, para usar o melhor julgamento em consideração às novas condições encontradas. (Iniciais) Em resumo, foi-lhe fornecida uma visão geral dos implantes. Os implantes têm uma taxa de sucesso de cerca de 85%, com vários factores a influenciarem o resultado. Os benefícios, bem como os riscos, foram discutidos. Também foram discutidas as alternativas à substituição do implante, bem como as consequências da não substituição. Nenhuma discussão ou formulário pode ser exaustivo e encorajamo-lo a colocar questões relativamente a quaisquer preocupações ou esclarecimentos necessários, para que possa tomar uma decisão informada. A medicina dentária não é uma ciência exacta. Cada indivíduo é único e não podem ser dadas garantias de sucesso.

(Iniciais):

Data:

Doente:

Assinatura:

Dr. Assinatura: ______________________________

11. CONCLUSÃO

O sucesso ou insucesso dos implantes dentários é influenciado por muitos factores. Ao decidir sobre a utilização de implantes, o dentista deve prestar especial atenção à saúde geral, à saúde oral e à higiene do paciente, bem como a quaisquer hábitos que possam interferir. Uma vez tomada a decisão, devem ser considerados outros factores, incluindo o nível de experiência do cirurgião e a adesão do dentista aos princípios adequados de conceção de próteses e aos procedimentos de recolha. Os factores positivos mais críticos parecem ser o tipo e o volume do osso, a experiência do dentista, a higiene oral do paciente, as dimensões do implante e a localização da colocação. Os factores negativos mais críticos parecem ser a fraca qualidade e quantidade óssea, patologia sistémica ou localizada, consumo de tabaco, falta de experiência clínica, implantes curtos e implantes sobrecarregados (ou seja, pontes de várias unidades colocadas num número restrito de implantes).

Revisão da literatura

1. **Haim Tal et al. em (2001)**[56] afirmaram que o efeito da exposição precoce espontânea na perda óssea da crista à volta de implantes submersos, com especial atenção à relação entre o grau de exposição e a quantidade de perda óssea peri-implantar. O nível de osso da crista em relação ao ombro do implante foi medido no momento da colocação e no momento da exposição 4 a 5 meses mais tarde. Durante o período entre a cirurgia da fase I e da fase II, os locais dos implantes foram observados, e cada local de implante em que foi detectada uma exposição precoce espontânea foi registado. As perfurações foram classificadas de acordo com o grau de exposição do implante, desde a Classe 0 (sem perfuração) até à Classe IV (exposição completa).
2. **E. Vermeire et al. em (2001)**7 sugeriram que a baixa adesão às intervenções médicas prescritas é um problema sempre presente e complexo, especialmente para os doentes com doenças crónicas. Com um número cada vez maior de medicamentos que demonstram fazer mais bem do que mal quando tomados de acordo com a prescrição, a baixa adesão é um problema importante nos cuidados de saúde. Recentemente, alguma investigação qualitativa identificou questões importantes, como a qualidade da relação médico-doente e as crenças de saúde do doente neste contexto.
3. **M. C. L. G. Santos et al. em (2002)**[3]afirmaram que a perda de implantes pode ser atribuída a factores como os biológicos, microbiológicos e biomecânicos, mas a causa e o mecanismo da falha precoce dos implantes são ainda obscuros. O fenómeno de agrupamento, ou seja, múltiplas falhas de implantes no mesmo indivíduo, apoia a evidência de que as caraterísticas individuais desempenham um papel importante no processo de falha precoce. No entanto, pouco se sabe sobre a influência da suscetibilidade genética na osseointegração. O objetivo deste artigo foi apresentar uma avaliação da literatura relativamente ao mecanismo, epidemiologia, observações histopatológicas, papel dos mediadores inflamatórios e factores associados à falha precoce dos implantes
4. **Jonathan Gray et al. em (2004)** descobriram que a colocação não intencional de

implantes em fragmentos de raiz retidos não produziu qualquer inflamação e o cemento foi depositado na superfície do titânio adjacente ao Pdl do fragmento de dente retido

5. ***Judith A. Porter & J. Anthony von Fraunhofer em (2005)****4 sugeriram* que os principais factores de sucesso dos implantes são a quantidade e a qualidade do osso, a idade do paciente, a experiência do dentista, a localização da colocação do implante, o comprimento do implante, a carga axial e a manutenção da higiene oral. Os principais preditores de insucesso dos implantes são a má qualidade óssea, a periodontite crónica, as doenças sistémicas, o tabagismo, as cáries ou infecções não resolvidas, a idade avançada, a localização dos implantes, os implantes curtos, a carga acêntrica, um número inadequado de implantes, os hábitos parafuncionais e a ausência/perda de integração dos implantes com os tecidos duros e moles. A conceção inadequada da prótese também pode contribuir para o insucesso do implante
6. ***LI-CHING CHANG1,CHI-SEN HSU em (2007)***[59]*sugeriu* que as etiologias e os mecanismos de fracasso dos implantes são multifactoriais. A lesão periapical do implante (LPI) é uma possível causa de fracasso do implante. A LPI é uma alteração infecciosa-inflamatória que envolve o ápice de um implante. O diagnóstico baseia-se nas manifestações clínicas e nos achados radiológicos, onde se pode observar uma lesão aradiolúcida na área periapical. É evidente que a LIP tem uma origem multifatorial, causada principalmente pela presença de uma patologia microbiana pré-existente ou por trauma cirúrgico durante a cirurgia de implantes. Até à data, não existem protocolos clínicos para o tratamento da LIP. No entanto, embora as etiologias da LIP ainda não sejam claramente conhecidas, está disponível um tratamento bem sucedido. A baixa incidência de pathosis pode dever-se à colocação selectiva de arcos edêntulos em anos anteriores. À medida que os implantes se tornam padrão para arcos dentados, é de esperar um maior número destas lesões. São certamente necessários dados adicionais para uma compreensão mais abrangente dos problemas etiopatológicos e clínicos relacionados com a LIP.
7. ***Kelly Misch & Hom-Lay Wang em (2008)***[21]sugeriram que se destacassem os desafios das complicações cirúrgicas relacionadas com o plano de tratamento,

com a anatomia e com o procedimento, bem como que se discutisse a etiologia, a gestão e as opções de tratamento para se obter um resultado satisfatório do tratamento

8. ***Liran LEVIN, em (2008)*54**, *sugeriu* que as taxas de sucesso comunicadas para os implantes dentários são elevadas. No entanto, ocorrem falhas que obrigam à remoção imediata do implante. As consequências da remoção do implante põem em risco os esforços do médico dentista para obter uma função e estética satisfatórias. Para o paciente, isto implica normalmente mais custos e procedimentos adicionais. O objetivo deste artigo é descrever diferentes métodos e modalidades de tratamento para lidar com o insucesso dos implantes dentários. Os principais tópicos de discussão incluem a identificação do implante que falhou, a substituição de implantes falhados no local exato e a utilização de outras opções de restauração. Quando um implante falha, deve ser fornecido um plano de tratamento personalizado a cada paciente, de acordo com todas as variáveis relevantes. Os pacientes devem ser informados sobre todas as modalidades de tratamento possíveis após a falha do implante e dar o seu consentimento para a opção de tratamento mais adequada para eles
9. ***Alexander Tadeu Sverzut et al (2008)***[9] *concluíram* que o consumo de tabaco, por si só, não pode ser considerado como um fator de risco relacionado com falhas precoces de implantes
10. ***Fawad Javed, George E. Romanos em (2010)***4 efectuaram um estudo para avaliar o papel da estabilidade primária no sucesso da carga imediata (IL) de implantes dentários
11. ***Arturo Sanchez-Perez et al (2010)***[21] efectuaram uma revisão que descreve as opções de gestão e discute os possíveis mecanismos causais subjacentes a essas falhas, bem como os factores que se acredita contribuírem para a fratura do implante
12. ***Hadi SA, Ashfaq N et al em (2011)***1 sugeriram que existem vários factores responsáveis pela perda de implantes orais. Os factores que contribuem para o insucesso da osseointegração foram identificados como o estado clínico do paciente, o tabagismo, a qualidade do osso, o enxerto ósseo, a irradiação, a contaminação bacteriana, a falta de antibióticos pré-operatórios, o grau de trauma

cirúrgico e a experiência do operador

13. ***Zeinab Rezaei Esfahrood, et al em (2011)***[51] *descobriram* que Entre os factores que podem impedir o sucesso nos tratamentos dentários, o biótipo gengival é a maior causa de preocupação, afectando particularmente os resultados da terapia periodontal, procedimentos de cobertura radicular e colocação de implantes. Diferentes biótipos teciduais respondem de forma diferente à inflamação e ao tratamento cirúrgico e restaurador; consequentemente, é crucial identificar o biótipo tecidual antes do tratamento. Deve ter-se especial cuidado no planeamento do tratamento para casos com um biótipo gengival fino
14. ***Deborah Meleo Francesca Mangione, et al em (2012)*** [34] sugeriram que a elevação do seio maxilar é um procedimento padrão e previsível que permite a realização de reabilitação com implantes dentários em pacientes com atrofia óssea grave nas áreas lateral-posterior da maxila. Apesar da presença de métodos cirúrgicos validados e da ampla disponibilidade de biomateriais, os procedimentos destinados a aumentar o volume ósseo através da antrostomia lateral continuam a acarretar complicações com diferentes graus de relevância. O resultado protético e cirúrgico baseia-se numa gestão bem sucedida destes aspectos. A perfuração da membrana Schneideriana é um dos eventos mais frequentes, para o qual uma variedade de protocolos e abordagens tem sido sugerida por diferentes autores.
15. ***Pedro Diz et al (2013)*** 8sugeriu que alguns factores locais e sistémicos podem ser contra-indicações para o tratamento com implantes dentários e para avaliar se as taxas de sucesso e de sobrevivência dos implantes dentários são reduzidas no paciente clinicamente comprometido
16. ***FAWAD JAVED, HAMEEDA BASHIR AHMED et al. em (2013)***[6] *sugeriram* que uma estabilidade primária (mecânica) segura do implante está positivamente associada a uma integração bem sucedida do implante e a um resultado clínico bem sucedido a longo prazo. Por conseguinte, é essencial avaliar a estabilidade inicial em diferentes pontos temporais para garantir uma osteointegração bem-sucedida. O presente estudo analisa criticamente os factores que podem desempenhar um papel na obtenção de uma estabilidade inicial bem sucedida em implantes dentários. Foram pesquisadas bases de dados desde 1983 até outubro de 2013, inclusive, utilizando diferentes combinações de várias palavras-chave. A

qualidade e quantidade do osso, a geometria do implante e a técnica cirúrgica adoptada podem influenciar significativamente a estabilidade primária e a taxa de sucesso global dos implantes dentários

17. ***Seba Abraham et al em (2013)*** [50] *descobriram* que o biótipo gengival tem um impacto significativo no resultado da terapia restauradora e regenerativa. A disparidade no resultado do tratamento deve-se possivelmente à diferença na resposta dos tecidos ao trauma. Assim, na prática clínica, a identificação do biótipo periodontal é importante. A espessura gengival pode ser avaliada por vários métodos invasivos e não invasivos. Os tecidos espessos e finos respondem frequentemente de forma diferente à inflamação e ao trauma. A técnica cirúrgica periodontal pode melhorar a qualidade dos tecidos e o resultado do tratamento

18. ***Godwin Clovis Da Costa et al em (2014)*** [28]resumiu e classificou as falhas de implantes em falhas precoces e tardias, falhas cirúrgicas e protéticas.

19. ***G. Bryce, D. I. Bomfim e G. S. Bassi em (2014)*** [5] sugeriram que os mecanismos de dor associados à colocação de implantes dentários e oferecem orientações aos clínicos sobre os regimes óptimos de gestão da dor pré e pós-operatória

20. ***Jose-Carlos Balaguer-Marti et al. em (2014)*** [37]*fizeram* uma revisão das complicações hemorrágicas pós-operatórias imediatas ou imediatas em implantes dentários, com o objetivo de identificar as áreas de maior risco hemorrágico, as causas de hemorragia, a duração dos implantes associada a hemorragia, os vasos sanguíneos mais frequentemente implicados e os tratamentos utilizados para resolver estas complicações

21. ***Anshul JainU, Shridhar D Baliga em (2014)*** [43]descobriram que Uma das complicações durante a colocação rotineira de implantes dentários é a ingestão acidental dos instrumentos de implante, o que pode acontecer quando não são tomadas as devidas precauções. Devem ser realizadas radiografias adequadas para localizar a posição correta do corpo estranho; normalmente, o corpo estranho passa de forma assintomática do trato gastrointestinal, mas, por vezes, pode provocar obstrução intestinal, perfurações e impacções

22. ***K. Smitha et al. em (2014)*** [19]*descobriram* que uma exostose é um crescimento excessivo localizado e periférico de osso de etiologia desconhecida de natureza benigna. Pode ser uma protuberância nodular, plana ou pedunculada localizada

nas superfícies alveolares dos ossos maxilares. A etiologia da exostose óssea oral ainda não é clara. Tem sido sugerida a influência de factores raciais, autossómicos dominantes, atrição dentária e até factores nutricionais. Nos maxilares, dependendo da localização anatómica, são designadas por torus palatinus (TP), torus mandibularis (TM), ou exostoses do osso bucal (BBE). A importância clínica das exostoses reside na sua remoção cirúrgica para permitir uma adequada adaptação do retalho, sobretudo na região posterior da maxila, e na potencial utilização dos toros mandibulares e palatinos como fontes de osso cortical autógeno para enxerto.

23. ***Girsih Galagali et al. (2014)***[5] descobriram que a possível ocorrência de falha do implante é uma grande preocupação para os implantologistas e que o conhecimento deste facto inevitável é clinicamente essencial. A falha de um implante dentário está frequentemente relacionada com a incapacidade do implante em se osseointegrar corretamente com o osso, ou vice-versa. A implantologia dentária é atualmente praticada numa atmosfera de entusiasmo e otimismo, porque os nossos conhecimentos e a nossa capacidade de prestar serviços aos nossos pacientes se expandiram muito em tão pouco tempo. Na implantologia dentária surgem complicações. Estas devem-se mais frequentemente ao envelhecimento, a alterações das condições de saúde, ao desgaste a longo prazo, a cuidados domésticos deficientes e a uma manutenção profissional inadequada.
24. ***Manu Rathee et al em (2015)***[49]descobriram que o biótipo gengival é a maior preocupação na odontologia reconstrutiva estética, afectando particularmente o resultado bem-sucedido da colocação de implantes dentários, cirurgias periodontais, tais como procedimentos de cobertura radicular e aumento do rebordo.
25. ***V. Moraschini E & Porto Barboza em (2015)***[9]*testaram* a hipótese nula de não haver diferença na perda óssea marginal e nas taxas de insucesso dos implantes entre fumadores e não fumadores relativamente ao período de seguimento.

ANEXO1

Lista de quadros

1. Incidência de implantes e próteses suportadas por implantes
2. Momento da perda
3. Taxas de sobrevivência dos implantes
4. Efeito do estado osteoporótico na sobrevivência do implante
5. Mostra como o sangue é fornecido ao nariz
6. Diferença entre periodontal
7. Classificação de Al-Faraje dos septos do seio maxilar para avaliação antes da cirurgia de enxerto ósseo do seio
8. Classificação das lesões nervosas
9. Recomendações para evitar lesões nervosas durante a colocação de implantes (Worthington 2004)
10. Achados clínicos frequentemente documentados na literatura e relacionados com a fratura de implantes, que, na opinião dos autores, constituem factores de risco
11. Prevalência de fratura de implantes na literatura revista
12. Dor pós-operatória relacionada com factores gerais e específicos do local
13. Resumo das vantagens/desvantagens associadas aos analgésicos habitualmente utilizados na colocação de implantes dentários
14. (a) Cura por intenção primária
    (b) cura por segunda intenção
    (c) técnicas de sutura comuns em cirurgia
15. Fases da evolução da periodontite-periimplantite apical
16. Diferença entre sinusite transitória e crónica

ANEXO II

Lista de imagens

22. Fig-22 (a *e b)* A inclinação do implante distal evitou a necessidade de cirurgia de elevação do seio, estendeu a prótese distalmente sem a necessidade de um cantilever e evitou a hipererupção dos dentes mandibulares que se opunham à área edêntula da maxila. No entanto, é importante referir que em ambos os cenários se trata de uma prótese de implante de várias unidades e não de uma única
23. Fig-23 A inclinação dos implantes distais evitou a necessidade de aumento do rebordo vertical na mandíbula posterior e estendeu a prótese distalmente sem uma secção em cantilever. Este é um conceito válido se a superestrutura ligar um número adequado de implantes
24. Fig-24 (a a d) Pinos paralelos para avaliar a colocação do implante
25. Fig-25 (a a d) Colocação radiográfica de pinos paralelos
26. Fig-26 Radiografia mostrando a deslocação do implante
27. Fig-27 Imagens de feixe cónico obtidas 3 meses após a colocação de um implante num primeiro molar inferior. O segundo bicúspide era sensível à percussão
28. Fig-28 (a *e b)* O procedimento de *hnalveoloplastia* é efectuado com uma broca cirúrgica especial para alveoloplastia e uma peça de mão cirúrgica direita, depois de ter sido refletido um retalho de espessura total adequado
29. Fig-29 (a a e) Quando o recontorno ósseo do rebordo alveolar não é desejável, porque o rebordo é uniformemente estreito ou porque a altura óssea remanescente é crucial, a plataforma do implante deve ser colocada no ponto mais alto do rebordo. Se as roscas dos implantes ficarem expostas em resultado desta técnica, podem ser tratadas com GBR ou cobertas com tecido mole, se este for suficientemente espesso
30. Fig-30 Na colocação de um implante unitário, se não se pretender o recontorno do rebordo (para evitar a criação de uma bolsa profunda), a plataforma do implante deve ser colocada ao nível mais elevado da crista óssea
31. Fig-31 A cavidade tende a redirecionar a broca para a placa vestibular fina. *(b e c)* A utilização de uma broca de corte lateral Lindemann permite a criação de uma depressão ou sulco no lado palatino/lingual. *(d)* Vista em corte transversal do redireccionamento do alvéolo utilizando a broca Lindemann. (e) Vista clínica do sulco criado pela broca Lindemann. *(f)* Colocação do implante na direção correta num alvéolo curvo

32. Fig. 32 *(a)* Cirurgia de implante imediata num alvéolo pré-molar mandibular curvo. *(b)* Foi utilizada uma broca Lindemann para criar um sulco na superfície lingual do alvéolo. (c) São utilizadas brocas subsequentes para redirecionar ainda mais a osteotomia do seu percurso natural para a parede lingual curva do alvéolo, evitando assim a perfuração da placa vestibular e o desalinhamento do implante
33. Fig-33 (a) Vista de baixa potência de um implante (I) colocado em fragmentos de raiz retidos. G, gengiva; RT, ponta da raiz; AB, osso alveolar. *(b)* Vista de maior ampliação mostrando o ligamento periodontal (PDL), um material semelhante ao cemento (CM) e uma ponte (B) ligando o material semelhante ao cemento e o cemento na ponta da raiz
34. Fig-34 Imagem de TC panorâmica pós-operatória de 1 ano de seis implantes colocados no maxilar O acessório que substitui o primeiro pré-molar esquerdo *(seta)* foi colocado em simultâneo com a remoção de um fragmento de raiz. A área estava assintomática 1 ano após a cirurgia
35. Fig-35 (a a i)retrivalização do remanescente radicular
36. Fig-36 (a a d) Tipo de osso de acordo com a espessura do osso cortical
37. Fig-37 (a b)Sistema de irrigação
38. Fig-38 Remoção do implante da osteotomia desnudada
39. Fig-39 A colocação de vários implantes nesta mandíbula severamente reabsorvida levou a uma fratura mandibular tardia devido à concentração de tensão nas áreas mais enfraquecidas da mandíbula. *(b)* Os implantes localizados na linha de fratura ou perto dela foram removidos e o local da fratura foi imobilizado com uma placa reconstrutiva de aço inoxidável
40. Fig-40 Colocação de dois implantes imediatos na região anterior do maxilar. O implante que substituiu o incisivo central direito penetrou no pavimento nasal. Foi tomada a decisão clínica de deixar o implante osseointegrar e observar a área para detetar eventuais reacções adversas. (c) Um ano após a colocação, a radiografia não mostra qualquer reação adversa. Esta complicação desnecessária poderia ter sido evitada através da seleção de um implante mais curto
41. Fig-41 (a a h) Paciente com atrofia avançada da crista
42. Fig-42 Anastomose da artéria alveolar superior posterior e da artéria infra-orbitária

REFERÊNCIAS

1. Mantena S R, Gottumukkala NVS, Sajjan S et al. Failures-Diagnosis and Management, ijcid 2015 May-August;1(2):51-59.

2. YeshwanteB,PatilS,Baig N et al. Dental Implants- Classification, Success and Failure -An Overview ,(IOSR-JDMS)2015 May;14(5)ii:01-08.

3. M. C. L. G. Santos, M. I. G. Campos, S. R. P. Line .Insucesso precoce de implantes dentários: uma revisão da literaturaP. Line,Braz J Oral Sci. 2002 outubro/dezembro Vol. 1, No 3 .

4. Judith A. Porter, J. Anthony von Fraunhofer. Sucesso ou fracasso dos implantes dentários? Uma revisão da literatura revisãocom consideraçõesconsiderações, Geral Dentistry,2005Novembro/dezembro.

5. Galagali G, Reddy SE, Nidawani P, Behera SP et al. Falhas de implantes: A Comprehensive Review, International Journal of Preventive and Clinical Dental Research ,2014 Volume ;1(1):11 - 17.

6. FawadJaved, George E. Romanos.The role of primary stability for successful immediate loading of dental implants. Uma revisão da literatura, Journal of dentistry,2010(38):612 - 62E.

7. Vermeire, H. Hearnshaw, P. Van Royen et al. Patient adherence to treatment:three decades of research. A comprehensive review, Journal of Clinical Pharmacy and Therapeutics (2001) 26: 331-342

8. Diz P , Scully C ,Sanz M.Dental implants in the medically compromised patient,j o u r n a l o f d e n t i s t r y 4 1 (2 0 1 3) 1 9 5 - 2 0 6

9. *Sverzut AT, Stabile GAV,MoraesM et al.A influência do tabaco no insucesso precoce dos implantes dentáriosJ OralMaxillofac Surg2008; 66:1004-1009*

10. *Gulashi A.* Avaliação da qualidade do osso para implantes dentários,intechopen.com,Ch 20 437-452

11. Fórum SJ. Complicações protéticas relacionadas com implantes dentários não optimizados colocação, Complicações dos implantes dentáriosEtiologia, Prevenção, e Tratamento, 2ª edição 165

12. Faraje LA. Espaço restaurador vertical inadequado ou excessivo,Complicações cirúrgicas em implantologia oral Etiologia, Prevenção e Gestão,2011:2-4

13. Faraje LA. espaço de restauração horizontal inadequado,Surgical complicationsin oral implantology Etiology, Prevention & Management,2011:5-9

14. Faraje LA.abertura limitada da mandíbula e espaço interarcos, Complicações cirúrgicas em implantologia oral Etiologia, prevenção e gestão, 2011:10

15. Hadi SA, Ashfaq N, Bey A, Khan S. Factores biológicos responsáveis pela falha de osseointegração em *implantes* orais, *Bialogia e Medicina, 2011; 3 (2) Edição especial: 164-170*

16. Garg AK. Variações anatómicas,Implantodontia: Uma Abordagem Prática,2009:31- 42

17. Weiss CM. Principles & Practice of implant dentistry, Unilateral SubperiosteaIlmplants CAPÍTULO 14

18. Faraje LA.limited jaw opening &interarch space, Surgical complicationsin oral implantologyEtiology, Prevention & Management,2011:11-15

19. K. Smitha, G.P. Smitha.Alveolar exostosis - revisited: Uma revisão narrativa da literatura, The Saudi Journal for Dental Research (2015) 6:67-72

20. Faraje LA.maxillary & mandibular tori,Surgical complicationsin oral implantologyEtiology, Prevention & Management,2011:16-17

21. Misch K, Wang HL.Complicações da cirurgia de implantes: etiologia e tratamento, *(Implant Dent 2008;17:159-168)*

22. Igor Batista Camargo, Joseph E.VanSickels. Complicações cirúrgicas após a colocação de implantes,Dent Clin N Am (2014)

23. http://pocketdentistry.com 13 complicações dos implantes

24. Faraje LA. Malalinhamento, Complicações cirúrgicas em implantologia oralEtiologia, prevenção e gestão, 2011:24

25. Complicações dos implantes dentários: sua prevenção e gestão, periobásicos

26. Faraje LA. Crista irregular ou crista estreita, Complicações cirúrgicas em implantologia oralEtiologia, prevenção e gestão,2011:30

27. Faraje LA. Extração de extração curvada e complicações cirúrgicas em oral implantologyEtiology, Prevention & Management, 2011:33

28. Da Costa GC, Aras M, Chitre V. Falhas em implantes dentários. JAdv Med Dent Scie 2014;2(1):68-81.

29. GrayJL, Vernino AR.The interface between retained roots & dental implants ,J Periodontal 2004;75:1102-1106

30. Faraje LA. Pontas de raiz retidas no local do implante ,Surgical complicationsin oral implantologyEtiology, Prevention & Management,2011:40

31. Tehemar SH.Factores que afectam a geração de calor durante a preparação do local do implante: A Review of Biologic Observationsand Future Considerations(INT J ORAL MAXILLOFAC IMPLANTS 1999;14:127-136)

32. Faraje LA. Aspiração ou ingestão de corpos estranhos ,Surgical complicationsin oral implantologyEtiology, Prevention & Management,2011:80

33. Faraje LA. Perfuração do pavimento nasal, Complicações cirúrgicas em implantologia oralEtiologia, prevenção e gestão, 2011:56

34. Meleo D,Mangione F,Corbi S et al.Gestão da perfuração da membrana Schneideriana durante os procedimentos de elevação do seio maxilar relato de caso,Annali di Stomatologia 2012; III (1): 24-30

35. Kim SG. Complicações clínicas dos implantes dentários. www.intechopen.com,Ch 20,pg 467-490

36. Faraje LA. Lesão nervosa,Complicações cirúrgicas em implantologia oralEtiologia, prevenção e gestão,2011:25-29

37. José-Carlos Balaguer-Marti , David Penarrocha-Oltra , José Balaguer-Martinez , Miguel Penarrocha- Diago. Complicações hemorrágicas imediatas em implantes dentários: uma revisão sistemática, Med Oral Patol Oral Cir Bucal. 2015 Mar 1;20 (2):e231-8.

38. Faraje LA. Hemorragia, Complicações cirúrgicas em implantologia oralEtiologia, prevenção e gestão, 2011:42

39. Arturo Sânchez-Pérez, M José Moya-Villaescusa, Alfonso Jornet-Garcia, Santiago Gomez.Etiologia, factores de risco e tratamento das fracturas de implantes,Med Oral Patol Oral Cir Bucal. 2010 May 1;15 (3):e504-8.

40. Forum SJ.Implant fractures: etiology, prevention,and treatment , Dental Implant Complications Etiology, Prevention, and Treatment,2nd ed.pg 100

41. Faraje LA. Deslocação acidental, parcial ou total, de implantes dentários para o seio maxilar ,Surgical complicationsin oral implantologyEtiology, Prevention & Management,2011:58

42. Faraje LA. Deslocação acidental de implante dentário para o canal incisivo maxilar ,Surgical complicationsin oral implantologyEtiology, Prevention & Management,2011:60

43. Jain A, Baliga SD. Ingestão acidental de chave de parafusos de implantes: Uma Complicação Rara durante a Colocação de Implantes. Jornal de Medicina Dentária, Universidade de Ciências Médicas de Teerão, Teerão, Irão (2014; Vol. 11, N.º 6)

44. Fórum SJ. Ingestão de instrumentos, Etiologia, Prevenção e Tratamento das Complicações dos Implantes Dentários, 2ª ed.pg 193

45. Fórum SJ. Complicações da cirurgia sem retalho, Complicações dos implantes dentários - Etiologia, prevenção e tratamento, 2ª ed., 341

46. T. Grandia, P. Guazzib, R. Samaranic, G. Grandi.Resultados clínicos e cicatrização óssea de implantes colocados com elevado torque de inserção: resultados de 12 meses de um estudo de coorte multicêntrico controlado Int. J. Oral Maxillofac. Surg. 2012

47. Faraje LA. Excessive torque during insertin& compression necrosis ,Surgical complicationsin oral implantologyEtiology, Prevention & Management,2011:85

48. Fawad Javed , George E. Romanos. O papel da estabilidade primária para o sucesso da carga imediata de implantes dentários. Uma revisão da literatura , Journal of dentistry,2013(38):612 - 62

49. Rathee M,SinglaS,Bhoria M e Malik P. "Gingival Biotype with Clinical Applicability: Uma visão geral", Research & Reviews: Journal of Dental Sciences ,Dez 2015

50. Abraham S, K.T. Deepak, R. Ambili, C. Preeja, V. Archana.Gingival biotype and its clinical significance -A review,The Saudi Journal for Dental Research (2014) 5: 3-7

51. Zeinab Rezaei Esfahrood, MahdiKadkhodazadeh, Mohammad Reza TalebiArdakani. Gingival biotype: a review,General Dentistry,July 2013

52. J N Ferriara,Figuer Edo R. Prevenção e gestão da dor facial idiopática persistente após a colocação de implantes dentários. J Am Dent Assoc, 2013;144;12:1358-1361

53. G. Bryce, D. I. Bomfim e G. S. Bassi. Gestão pré e pós-operatória da colocação de implantes dentários. Parte 1: gestão da dor pós-operatória. British Dental Journal 2014; 217: 123-127

54. Satyanaraju, Gottumukkala NVS, Sajjan S et al. Falhas-Diagnóstico e Gestão, ijcid 2015 agosto;1(2)

55. Faraje LA. Reabertura da linha de incisão ,Surgical complicationsin oral implantologyEtiology, Prevention & Management,2011:100

56. Livesupport online Exposição do parafuso de cobertura sobre uma estrutura de implante: uma visão geral

57. Tal H, Artzi Z et al.Exposição precoce espontânea de implantes endo-ósseos submersos que resultam em perda óssea da crista: uma avaliação clínica entre a cirurgia de estádio I e de estádio II (INT J ORAL MAXILLOFAC IMPLANTS 2001;16:514-521)

58. Faraje LA. Perda óssea devido à exposição de fios, Complicações cirúrgicas em implantologia oralEtiologia, prevenção e gestão, 2011:108

59. Li-chingchang, chi-senhsu.Implant periapical lesion-literature review,J Dent Sci, (4)： 179-192, 2007

60. Goodacre CJ, Bernal G, Rungcharassaeng K, Kan JY.Complicações clínicas com implantes e próteses sobre implantes. J Prosthet Dent 2003;90:121-32.

61. Fórum SJ. Complicações protéticas, Etiologia, Prevenção e Tratamento das Complicações dos Implantes Dentários, 2ª edipg 341

62. Misch CE. Terapia de manutenção,Dental implant prostheticsPg 587-593

63. Faraje LA.Questões médico-legais. Complicações cirúrgicas em implantologia oral Etiologia, prevenção e gestão, 2011:127

64. www.manhattanperiodontist.com/wp-content/.../202-consentimplant.pdf

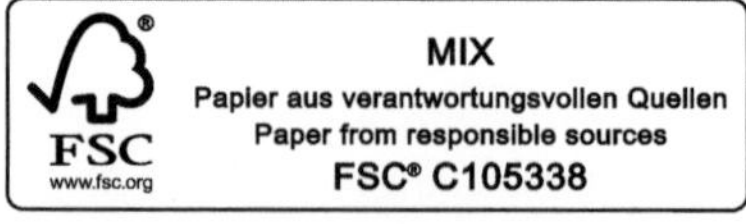

Printed by Books on Demand GmbH, Norderstedt / Germany